顾全大局：机体

日新月异：细胞

血浓于水：血液

U0284321

终而复始：循环

纳新吐故：呼吸

食而化之：消化

畅通无阻：泌尿

冷暖自知：体温

耳通目达：感官

运筹帷幄：神经

有的放矢：内分泌

本书从宏观机体到微观细胞，分为机体、细胞、血液、循环、呼吸、消化、泌尿、体温、感官、神经、内分泌等十一个章节，生动阐释了人体功能的相关知识。每个章节由若干个问题组成，这些问题都是读者日常生活中经常遇到的，如：

人类为什么会衰老？

为什么血液是红色的？

心脏按一定节律
不停跳动的奥秘是什么？

本书由浅入深地讲解了人体各个系统和器官与生活息息相关的生理功能，并简述了其原理。

此外，本书还从麻醉医生的视角拓展了人体与麻醉手术的相关概念，使读者对现代麻醉有一个初步的了解和认识。

本书内容丰富，生动活泼，实用性强，集科学性、知识性、趣味性于一体，适合作为医学院校学生的入门读本，也可作为广大读者的科普读物。

生命 Life and 与 人体功能

—— 奇妙的身体旅行

主编　张咏梅

编者　宋　炜　曹新宇　陈玉然　王雨欣　张鹏飞

人民卫生出版社

·北京·

图书在版编目（CIP）数据

生命与人体功能：奇妙的身体旅行 / 张咏梅主编
. — 北京：人民卫生出版社，2023.2（2024.4 重印）
ISBN 978-7-117-33921-6

Ⅰ.①生… Ⅱ.①张… Ⅲ.①人体 - 普及读物 Ⅳ.
①R32-49

中国版本图书馆 CIP 数据核字（2022）第 199615 号

人卫智网	www.ipmph.com	医学教育、学术、考试、健康，购书智慧智能综合服务平台
人卫官网	www.pmph.com	人卫官方资讯发布平台

生命与人体功能——奇妙的身体旅行
Shengming yu Renti Gongneng—Qimiao de shenti Lüxing

主　　编：张咏梅
出版发行：人民卫生出版社（中继线 010-59780011）
地　　址：北京市朝阳区潘家园南里 19 号
邮　　编：100021
E - mail：pmph @ pmph.com
购书热线：010-59787592　010-59787584　010-65264830
印　　刷：廊坊一二〇六印刷厂
经　　销：新华书店
开　　本：889×1194　1/32　印张：9
字　　数：226 千字
版　　次：2023 年 2 月第 1 版
印　　次：2024 年 4 月第 2 次印刷
标准书号：ISBN 978-7-117-33921-6
定　　价：39.80 元

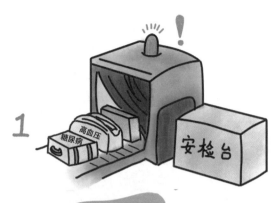

1 术前"安检员"

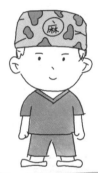

代号： **麻叔**

职责： 麻醉手术旅程
的"安全保障者"

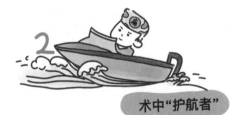

2 术中"护航者"

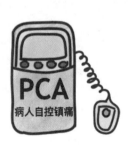

3 术后"镇痛使者"

PCA
病人自控镇痛

序

医学知识博大精深，人体功能错综复杂，如何通过简单的方式将生命现象解释清楚一直是医学教育工作者面临的重要难题。漫画，是一种艺术形式，是用简单而夸张的手法来描绘生活、生产和实践的图画。漫画风格虽然简练，但却十分注重意义的传达，通过幽默、诙谐的画面，揭露事物的本质。如果能够采用漫画的表现手法揭示生命现象和医学理论，将会使复杂深奥的生命本质变得深入浅出、形象易懂。

麻醉是通过药物或其他方法产生的一种中枢神经系统或周围神经系统的可逆性功能抑制，可以消除患者手术疼痛，合理控制应激和维护重要脏器功能，保证患者安全，从而为外科手术创造理想的条件。围绕着如何实施理想麻醉以及麻醉对人体各器官、系统和整体功能的短期和长期影响就构成了麻醉学的基础理论体系。这些理论对非专业读者来说无异于"天书"，如何通过漫画的表现形式将麻醉医学的复杂理论更精准而简单地呈现给大众呢？徐州医科大学麻醉学教学团队进行了有益的尝试，组织编写了《麻醉医生看生命》漫画科普丛书，包括四个分册：《生命与人体功能——奇妙的身体旅行》《生命与麻醉——拨开迷雾看麻醉》《生命与药物——小物质有大力量》《生命与脑——意识与脑的协奏曲》。丛书站在麻醉医生的角度，将漫画与文字相结合，生动形象地诠释了与我们生活息息相关的生命现象，包括麻醉状态下各器官的功能改变、麻醉药物的作用机制，以及人们普遍关注的麻醉给身体带来的影响等问题，将抽象、复杂的医学知识变得浅显易懂，使读者更乐于阅读，更便于理解。

教材是立德树人的重要载体，用心打造"培根铸魂、启智增慧"的科普教材是当代教育工作者肩负的光荣使命。在本丛书的编写过程中，徐州医科大学麻醉学教学团队始终秉承"落实立德树人根本任务、全面推进素质教育、培养创新创业人才"的重要原则，兼顾科普教材的通俗性、趣味性和实用性，用心打造了这一漫画科普丛书。

徐州医科大学创办了我国第一个麻醉学本科专业，编写了我国第一套麻醉学专业教材，构建了中国特色的麻醉学终身教育体系，2019年获批国家首批"一流专业"建设点。麻醉学专业作为徐州医科大学的特色品牌专业，在全国麻醉学教育中具有重要位置，被誉为"中国麻醉人才的摇篮"。徐州医科大学在多年的麻醉学教育与研究工作中积累了丰富的经验，对国家麻醉学的人才培养和梯队建设做出了卓越的贡献。因此，徐州医科大学麻醉学教学团队有责任、有义务，从麻醉学的角度为广大读者描绘生命的伟大画卷，诠释生命的本质、麻醉药物的作用机制、麻醉的实施过程、麻醉可能的并发症，以及解开人们对麻醉的误解与困惑，从而帮助读者了解生命，关爱生命。本科普丛书将为满足人民群众日益增长的健康需求和对美好生活的向往提供丰富的精神食粮。

空军军医大学　教授　博士研究生导师

教育部长江学者特聘教授

科技部中青年科技创新领军人才

中国医师协会麻醉学医师分会副会长

董海龙

2023 年 1 月

前言

"万事几时足，日月自西东。无穷宇宙，人是一粟太仓中。"宋代著名豪放派词人辛弃疾在《水调歌头·题永丰杨少游提点一枝堂》中感叹，很多事没有满足的时候，日月由东向西没有停止。宇宙无穷无尽，每个人不过像粮仓中的一粒小米。放眼无穷宇宙，人体微小如一个原子，却又是由体内无数个细胞构成的"宇宙"。30年来，我一直从事生理学和麻醉生理学的教育、研究工作，无数次地惊叹于生命与人体功能的奇妙，人体有太多的奥秘！大家知道吗？人体在短短1分钟内，就可以完成如下事情：我们的眼睛可以将阅读的文字转变为电信号，并且输入到中枢神经系统进行处理；我们的心脏可以跳动70次左右，并且泵出5升左右的血液进入到肺和人体其他器官；大约有15亿个红细胞会死亡，并且被新的细胞替代；大约有超过1升的血液会进入肾；我们的消化器官要处理摄入的食物，并且将营养物质转运到血液供组织细胞使用；我们会自主呼吸12～18次，交换约6升的新鲜空气进入肺来保证脑和身体其他部位的氧耗等。由此可见人体功能的神奇性、复杂性和高效性！

而在麻醉和手术过程中，人体的自我调控机制将受到影响，在这短暂的过程中，将由麻醉医生负责人体各项生理功能的维持，从呼吸通畅到体液平衡，从体温维持到血压、心率的稳定。通过生理学和麻醉生理学的学习，掌握人体功能的奥秘，是一名临床医生和麻醉医生的必备技能。

非常荣幸能够编写《生命与人体功能——奇妙的身体旅行》。在本书中，我们以通俗易懂的语言，丰富幽默的漫画帮助更多的读者理解和学习人体功能的基本知识，也希望这本漫画书籍的出版能够得到广大读者的喜爱。感谢所有支持出版工作的领导和同事们，感谢参与本书编写的各位编者，在此也向所有的医务工作者和麻醉医生表示深深的敬意！

张咏梅

2023 年 1 月

目录

第三章

血浓于水——血液

31

>>>>>>>>

第四章

终而复始——循环

55

>>>>>>>>

第五章

纳新吐故——呼吸

112

第六章

食而化之——消化

134

第七章

畅通无阻——泌尿

155

> > > > > > > >

第八章

冷暖自知——体温

185

>>>>>>>>

第九章

耳通目达——感官

196

>>>>>>>>

第十章

运筹帷幄——神经

211

> > > > > > > > >

第十一章

有的放矢——内分泌

243

生命
Life
and 与
人体
功能

第一章

顾全大局

——机体

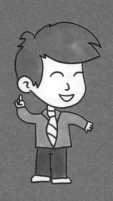

一
怎么证明我活着
——生命活动的基本特征

"离离原上草，一岁一枯荣。野火烧不尽，春风吹又生。"小草见证了生命神奇的力量，人的生命亦是如此顽强。怎么证明我是活着的？活着的机体和其他的物体有什么区别？

其实，无论是单细胞生物还是高等动物，只要是活着的生物体都具有一些共同的**基本生命特征，包括新陈代谢、兴奋性、适应性和生殖等**。从人体生命活动全周期来看，发育、成熟、衰老乃至死亡，也是一个具有规律性特征的过程，对于这些生理特征的理解和掌握也是麻醉医生的一项基本功。

>>>>>>>>

新陈代谢：机体要生存，就得不断与环境进行物质和能量交换，摄取营养物质以合成自身的物质，同时不断分解自身衰老退化物质，并将分解产物排出体外。新陈代谢一旦停止，生命活动就会结束，因此，**新陈代谢是机体生命活动最基本的特征**。全身麻醉状态下人体各组织器官的代谢率会显著降低。

新陈代谢

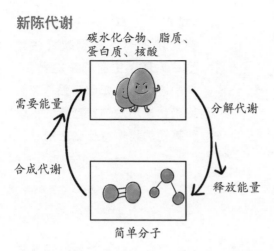

碳水化合物、脂质、蛋白质、核酸

需要能量

分解代谢

合成代谢

释放能量

简单分子

> > > > > > > > >

兴奋性：当我们触碰到火焰时会不由自主地缩手，这是为什么呢？机体在一定的环境中生存，当环境发生变化时，机体会主动对环境的变化做出适宜的反应，这种作用于机体内、外环境的变化称为**刺激**，而机体对刺激所产生的应答性变化称为反应。**活组织细胞接受刺激产生反应的能力或特性，称为兴奋性。**

兴奋性

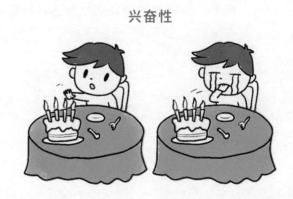

适应性：夏天穿短袖，冬天穿棉衣，生物体所处的环境时刻都在发生着变化，**机体能根据内、外环境的变化调整体内各种活动以适应变化的能力，称为适应性。**

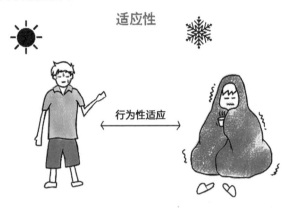

适应性

行为性适应

生殖：人类生生不息，生殖是机体繁衍后代、延续种系的一种特征性活动。人类通过这种生殖方式使新的个体得以产生，遗传信息得以代代相传。

生殖

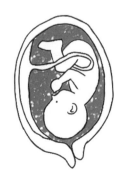 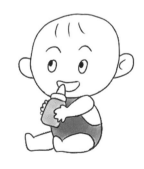

衰老： 我们每个人都不可避免地会变老。生命周期中随着时间的进展而表现出功能活动不断减退、衰弱，直至死亡的过程，称为衰老或老化。

衰老

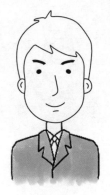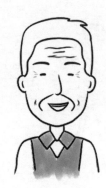

二
人老之后的
身体变化
——衰老

"最是人间留不住，朱颜辞镜花辞树！"任何人和生物体都会变老，衰老是生命的基本特征，那么，人老之后究竟会发生哪些变化呢？

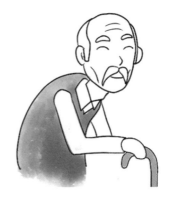

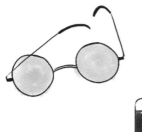

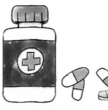

\>>>>>>>>

人体成分改变：表现为机体水分减少和脂肪增多。

\>>>>>>>>

细胞数量减少：表现为各器官细胞数量减少，细胞出现萎缩、凋亡，最后使各器官的重量减轻。

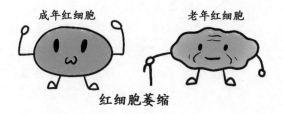

成年红细胞　　　　老年红细胞

红细胞萎缩

>>>>>>>>>

器官功能减退：表现为各器官的生理功能减退，如出现头发变白稀少，皮肤松弛、干燥、变皱，视力、听力下降，牙齿松动脱落等。

>>>>>>>>>

适应能力下降：表现为机体对内、外环境的适应能力下降，运动功能、生殖功能、物质代谢和能量代谢进行性衰退。

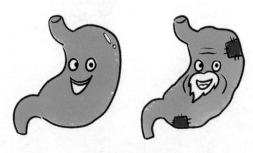

器官的衰老

老年患者由于全身性生理功能降低，对麻醉和手术的耐受能力较差，合并其他疾病的发生率高，因而麻醉和手术的风险普遍高于青壮年患者。首先，老年患者对药物的耐受性和需要量均降低；其次，老年患者反应迟钝，应激能力较差，对于手术创伤的承受能力下降。

三
人体内体液含量有多少
——体液

"上善若水，水善利万物而不争。"水是生命之源，亦是人体的重要成分。人体的密度和水接近，那么，体液在人体的含量究竟有多少呢？

人体内的液体总称为体液，正常成年人体液量男性约为体重的60%，女性约为50%；60岁以上老年男性约为51.5%，60岁以上老年女性为42%～45%。

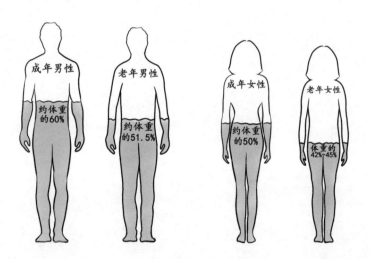

人体体液主要包括水及溶解在其中的无机盐和有机物，可分为细胞内液和细胞外液。其中2/3分布在细胞内，约占体重的40%，称为细胞内液；1/3分布在细胞外，约占体重的20%，称为细胞外液，包括血浆、组织液、淋巴液和脑脊液。细胞外液含有各种无机盐（如钠、氯、钾、钙、镁、碳酸氢盐等）和细胞必需的营

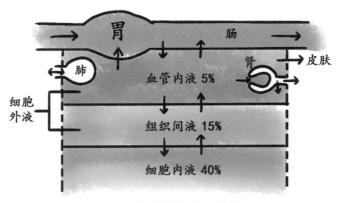

体液的分布与交换

养物质（如糖、氨基酸等），还含有 O_2、CO_2 及细胞代谢产物。正常情况下，细胞通过细胞膜进行细胞内液和细胞外液之间的物质交换，以维持细胞生命活动的进行。

>>>>>>>>>

在麻醉手术时维持患者体液量，纠正水、电解质紊乱，为患者的生命安全提供相应的保障，是麻醉医生的基本职责。

四

细胞生存
在什么样的环境中
——内环境

"草长莺飞二月天，拂堤杨柳醉春烟。"我们生活在一个多姿多彩的世界中，而我们体内又有数以亿计的细胞，那细胞又生存在怎样的环境中呢？

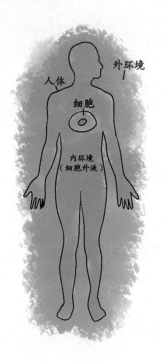

机体生存的外界环境称为**外环境**，包括自然环境和社会环境。体内各种组织细胞直接接触并赖以生存的环境称为**内环境**。

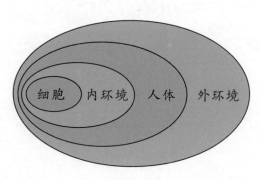

由于体内细胞直接接触的环境是细胞外液，所以**通常把细胞外液称为内环境**。体内有些液体，如胃内、肠道内、汗腺管内、尿道内、膀胱内的液体，都是与外环境连通的，所以不属于内环境的范畴。

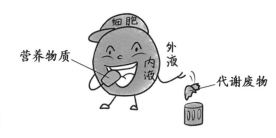

内环境 = 细胞外液

> > > > > > > >

手术刺激会改变机体内环境的理化性质，麻醉医生需要密切关注各项生化指标以维持内环境稳定。

细胞生存的环境是一成不变的吗
——稳态

"丰年人乐业，陇上踏歌行。"安定的社会环境使我们感到幸福美满，那么细胞的生存环境，即内环境，是否也要维持稳定呢？

答案是肯定的，生命活动的正常进行需要内环境的相对稳定，**即内环境的理化性质（如温度、酸碱度、渗透压和各种液体成分）保持相对恒定的状态，称为稳态。**

内环境的稳态是一成不变的吗？答案是否定的，内环境的稳态是各种理化因素在生理活动的调节下达到**动态平衡的一种相对恒定的状态。**

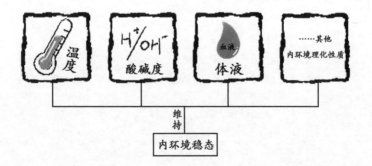

14

正常情况下，由细胞代谢引起的营养物质消耗和代谢物的产生，或外界环境变化如高温、严寒、低氧，或机体发生呕吐、腹泻等，都会导致内环境发生变化，但机体可通过多种调节方式和负反馈系统，使其恢复稳态，保证机体的正常生命活动。

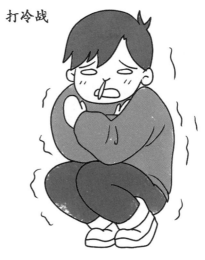

打冷战

机体感到寒冷时，打冷战促使机体增加产热

> > > > > > > >

麻醉的目的之一是减轻或消除疼痛及意识活动，稳定自主神经功能和松弛肌肉，使人体各脏器的功能处于稳定状态，以确保手术顺利进行。

六

跑步前
为什么会肌肉紧张、
心跳加快
——前馈调节

"少年骑马入咸阳，鹘似身轻蝶似狂。"人在运动的时候，如参加赛跑前，尽管信号枪还没响起，我们的机体已经做好充分的准备了，心跳开始加快，肌肉也会紧张起来，肺通气量也增加了，以提前适应赛跑时机体血供和耗氧量增加的需要，这是为什么呢？

起跑前

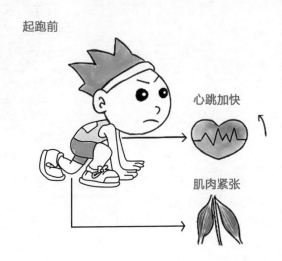

心跳加快

肌肉紧张

因为我们的机体除了负反馈系统和正反馈系统以外，还存在着**前馈控制系统**。

前馈控制系统是指利用输入或干扰信号（前馈信号）的直接控制作用构成的开环控制系统。当控制部分发出信号，指令受控部分进行某一活动时，可在受控系统发出信号之前，由某一监测装置在受到刺激后发出前馈信号，直接作用于控制部分使其尽早做出适应性反应，及时地调控受控部分的活动。

16

所以，前馈活动使得我们的机体调节更富有预见性和适应性，从而避免负反馈调节时产生的波动和滞后现象，使调控更为精准。

>>>>>>>>>

多数即将面临手术的患者会产生紧张、焦虑等负面情绪，如术前失眠、入室后不由自主地心跳加快等，这正是前馈系统的调节作用。因此，麻醉医生在术前会采取一系列前馈控制，如例行术前访视，通过与患者交流，建立良好的医患关系，缓解患者恐惧心理；对于过度紧张的患者，在术前可以给予适量镇静药物。

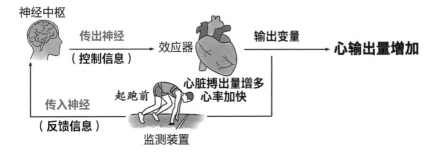

第二章

日新月异
—— 细胞

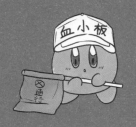

组成人体的"零件"是什么
——细胞

"积土成山，风雨兴焉；积水成渊，蛟龙生焉。"我们的身体是由无数个细胞组成的，细胞小到我们无法用肉眼去观察，就像机器的零件一样，时刻忙碌着呵护、维持我们的生命！

细胞是构成人体的最基本结构和功能单位。 人体大约有 100 太（1 太 $=10^{12}$）个细胞，其形态各异，功能多样，按功能可分为 200 余种。每一种细胞执行某种特定功能，但某些功能活动是所有细胞或某些细胞群体所共有的，如所有细胞都具有物质跨膜转运功能、信号转导功能和生物电现象。

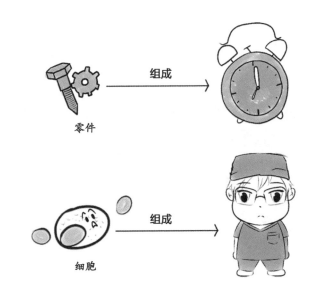

零件　　　组成

细胞　　　组成

一
氧气、二氧化碳进出细胞的方式
——单纯扩散

细胞膜选择性地允许部分物质通过，发挥保护细胞内部环境稳定的作用。虽然细胞膜对外界物质选择性通透，但却对氧气（O_2）和二氧化碳（CO_2）情有独钟。由于新陈代谢的需要，人体时刻需要吸入 O_2，呼出 CO_2，那么，O_2 和 CO_2 是如何进出细胞的呢？

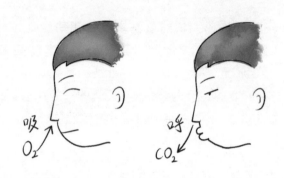

细胞是通过细胞膜分隔细胞质与细胞周围环境的，O_2 和 CO_2 进出细胞需要通过细胞膜。细胞膜主要由脂质、蛋白质和少量糖类物质组成，厚 7 ~ 8 纳米，细胞膜的结构是 Singer 和 Nicholson 于 1972 年提出的**液态镶嵌模型学说**，即液态脂质双分子层构成膜的基架，其中镶嵌着不同结构和功能的蛋白质，糖类分子很少，与脂质和蛋白质结合后附在膜的外表面。

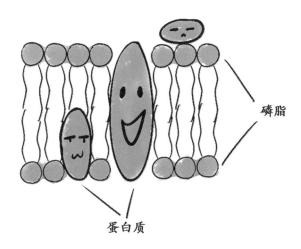

磷脂

蛋白质

由于 O_2 和 CO_2 是高脂溶性小分子，可以从高浓度一侧通过脂质分子间隙向低浓度一侧进行跨膜扩散，称为**单纯扩散**，属于物理现象，为被动转运，不消耗能量。

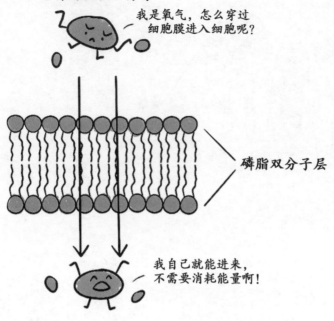

脂溶性小分子或不带
电荷的极性小分子

我是氧气，怎么穿过
细胞膜进入细胞呢？

磷脂双分子层

我自己就能进来，
不需要消耗能量啊！

>>>>>>>>>

麻醉过程中需要充足的氧气摄入，麻醉医生需要对患者的氧合状态密切检测，脉搏血氧饱和度（SpO_2）监测是一种无创地估测动脉血氧饱和度（SaO_2）的方法，是临床上使用最广泛的评估氧合功能的指标，实施监测时，可在手指、脚趾、耳垂或其他可透光又有血流灌注的组织上放置监测探头，最常选择手指，故有时简称"指脉氧"。感知到搏动性血流信号后，监护仪稍后可自行显示出结果，正常值 ≥ 95%。

三

大分子物质
进出细胞的方式
——胞吞胞吐

"民以五谷食为天，粒粒养身福康安。莫道神仙不食谷，只愿百味在人间。"我们每天都需要吃饭和排泄，细胞就像我们一样，也需要"吃饭"和"排泄"，细胞进行大分子物质跨膜转运的方式就是胞吞与胞吐，即入胞和出胞，需要消耗能量。

>>>>>>>>

入胞：是指物质通过细胞膜的运动，从细胞外进入细胞内的过程。如果进入的是固体物质，称为**吞噬**；如果进入的是液态物质，称为**吞饮**。入胞过程首先是细胞膜通过其表面特殊受体辨别要吞入的物质，接着膜与该物质接触，导致接触处的膜内陷，其周围的膜形成了突出的伪足并包围该物质，接着伪足相互接触并发生膜的融合和断裂，于是异物和包围它的一部分细胞膜一起内陷而进入细胞内。在胞质内，吞噬物与溶酶体接触融合成一体，溶酶体内的水解酶即可将进入的物质进行消化。

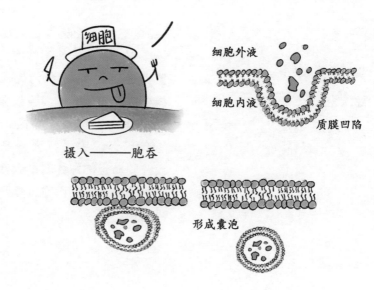

细胞外液

细胞内液

质膜凹陷

摄入————胞吞

形成囊泡

>>>>>>>>

出胞：是细胞分泌、递质释放以及细胞内其他大分子物质或物质团块的外排方式，一般为泡裂外排。如腺细胞分泌酶原时，酶原颗粒逐渐向细胞的顶端靠近，最后酶原颗粒外包裹的膜和细胞膜接触并融合，在融合处形成小孔，致使酶原颗粒内容物释放出细胞外。

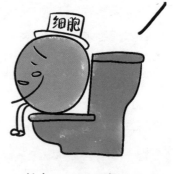

排出————胞吐

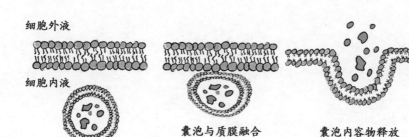

细胞外液

细胞内液

囊泡与质膜融合

囊泡内容物释放

四
什么是生物电
——膜电位

"烁电未成雨，凉风先入衣。"电闪雷鸣本就是自然界的现象。生物亦可放电，比如电鳗。生物电的发现历史不长，1786 年意大利生理学家 Galvani 在实验中偶然发现，挂在铜钩上的蛙腿碰到铁栅栏时会收缩，后通过制备神经肌肉标本，证实了生物电现象。

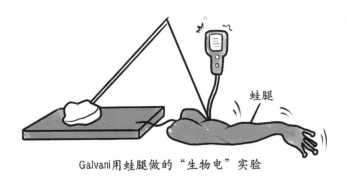

Galvani用蛙腿做的"生物电"实验

细胞在进行生命活动时都伴随有电现象，称为生物电。细胞生物电是由一些带电离子如 Na^+、K^+ 等跨膜流动而产生的，表现为一定的跨膜电位，简称膜电位。细胞的膜电位主要有两种表现形式，即安静状态下的**静息电位**和受刺激时迅速发生并向远处传播的**动作电位**。

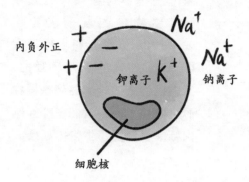

细胞

内负外正

钾离子 K⁺

钠离子 Na⁺

细胞核

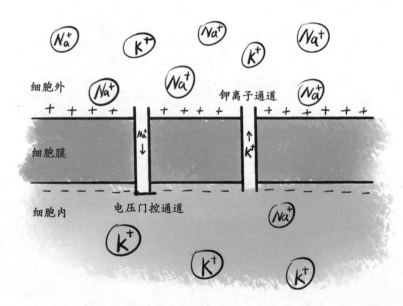

细胞外 钾离子通道

细胞膜 电压门控通道

细胞内

如今，生物电在医学领域中得到广泛应用，如心电图、脑电图和肌电图。

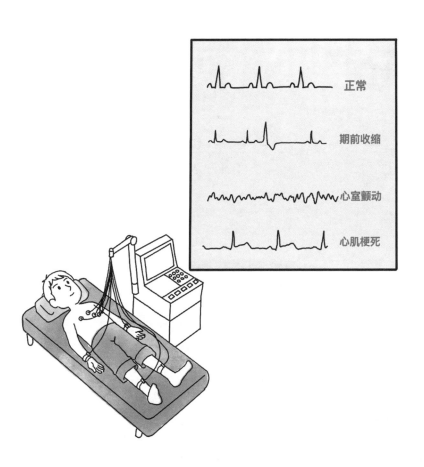

正常

期前收缩

心室颤动

心肌梗死

五

为什么用力时
肌肉会更结实
——肌丝滑行

"是时天清阴，力气勇奔骤。"
人体的肌肉能让我们举起很重
的物体，当我们用力举起重物
时，会发现上臂的肌肉变得更
加结实坚硬，这是为什么呢？

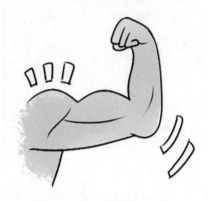

因为我们在用力时，肌肉会收缩，**肌丝滑行学说**可以解释骨骼肌收缩的机制：肌肉收缩和舒张的基本单位为肌节，由粗肌丝和细肌丝构成，肌肉的缩短与伸长是由粗肌丝与细肌丝间的相互滑行实现的，而粗肌丝和细肌丝本身的长度并不变，称为肌丝滑行，从而使得肌肉变得结实坚硬。

粗肌丝与细肌丝间的相互滑行过程较为复杂，是通过横桥周期完成的。从粗肌丝中向外伸出的横桥可为肌丝滑行提供能量。横桥周期是指肌球蛋白的横桥与肌动蛋白结合、扭动、复位的过程：肌肉舒张状态时，横桥的 ATP 酶可分解与之结合的 ATP 产生能量，使上次扭动过的横桥复位，横桥同时与 ADP 和磷酸结合而处于高势能和高亲和力状态；胞质中浓度升高的 Ca^{2+} 触发横桥与肌动蛋白结合；横桥构象改变使其头部向桥臂方向扭动 45 度，拖

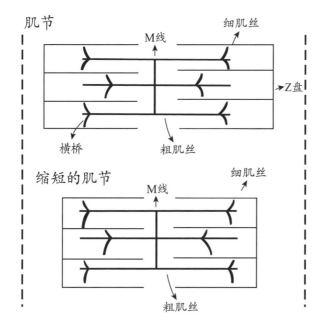

肌节

M线

细肌丝

横桥

粗肌丝

Z盘

缩短的肌节

M线

细肌丝

粗肌丝

动细肌丝向 M 线方向滑行，同时与横桥结合的 ADP 和磷酸被解离；横桥再与 ATP 结合导致亲和力降低而与肌动蛋白分离。当胞质中的 Ca^{2+} 浓度降低时则横桥周期停止。

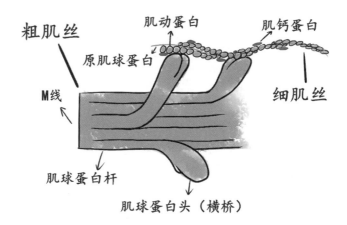

粗肌丝

肌动蛋白

肌钙蛋白

原肌球蛋白

细肌丝

M线

肌球蛋白杆

肌球蛋白头（横桥）

>>>>>>>>>

全身麻醉时肌肉松弛药的使用会抑制肌丝滑行，产生肌肉松弛的效果，因此，肌肉松弛药主要用于麻醉诱导时气管插管，以及麻醉维持期间根据麻醉和手术需要保持良好的肌肉松弛状态，方便手术操作。

第三章

血浓于水
——血液

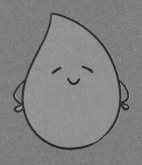

人们常说血浓于水，血液的成分是什么
—— 血液的组成

"一腔热血勤珍重，洒去犹能化碧涛。""血浓于水"，形象地说明了血液的性质，血液是有温度的、红色的、流动的液体，但是成分比水复杂。

血液是一种在心血管系统内循环流动的液体，不断地运输体内的各种物质。从组成上看，血液由血浆和血细胞组成。血浆占全血体积的 55% ~ 60%，包括水、钠、钾、蛋白质、酶、激素等人体新陈代谢所需的物质；而血细胞组成血液的另外 40% ~ 45%，包括红细胞、白细胞和血小板，其中红细胞数量最多，约占血细胞总数的 99%，白细胞数量最少。红细胞的主要功能是运送氧气到身体各部位，并将代谢产生的二氧化碳运送到肺随呼气排出体外；白细胞是人体的卫士，帮助人体抵御细菌、病毒等的侵袭；血小板则在凝血和止血过程中发挥重要作用。

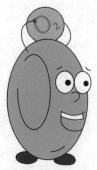

我是红细胞
我负责运输氧

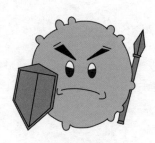

我是白细胞
我来保卫机体

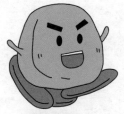

我是血小板
我参与凝血和止血

当把水的重量作为 1 时，我们将等体积血液的重量称为血液的比重。血液的比重较水略高，男性为 1.052 ～ 1.058，女性为 1.050 ～ 1.056。因此，人们常说的"血浓于水"是有生理学依据的。

二

为什么红细胞是
双凹圆碟形
——红细胞的理化性质

骨髓里萌育，血管中奔跑，红细胞是血液中数量最多的一类血细胞，在红细胞短短 4 个月的生命里，它们一刻不停地奔跑着，为机体持续运输氧气和二氧化碳。红细胞是像篮球一样的球形吗？

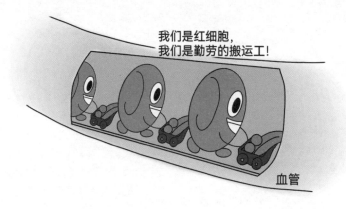

我们是红细胞，
我们是勤劳的搬运工！

血管

其实红细胞并非球形，它的形状非常特别，**正常的成熟红细胞无核且皆为双凹圆碟形**，中央薄、周缘厚，像晒干的柿子饼。这种形状使红细胞具有较大的表面积与体积之比，这不仅有利于氧气的交换，还使得红细胞在受到外力时容易变形，便于它们在细小的毛细血管和内皮间穿梭。

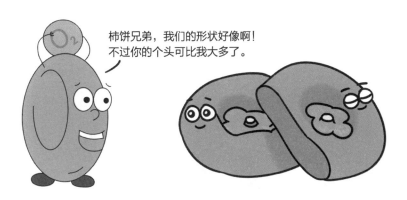

柿饼兄弟，我们的形状好像啊！
不过你的个头可比我大多了。

红细胞具有可塑变形性、悬浮稳定性和渗透脆性等生理特性。正常红细胞在外力作用下可以变形，外力撤销后又可恢复成正常的双凹圆碟形，这一特性有利于红细胞在全身大大小小的血管中穿行。红细胞能相对稳定地悬浮于血浆中也是得益于其较大的表面积与体积之比，增大了其与血浆之间的摩擦力，阻碍了红细胞下降。在低渗盐溶液中，红细胞会吸水胀大成为球形，直至最终破裂，衰老的红细胞对低渗盐溶液的抵抗力低，即脆性高。

镰刀型细胞贫血症患者的红细胞扭曲成镰状细胞，失去携氧能力，导致患者出现贫血症状。病变的红细胞可发生溶血、堵塞毛细血管等。

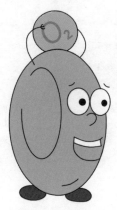 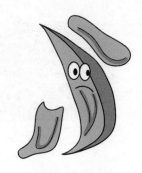

正常的红细胞　　　　镰变的红细胞

三
为什么
血液是红色的
——血红蛋白

"露和啼血染花红，恨过千家烟树杪。"红色之所以经常触动诗人的神经，是因为它是血液的颜色，而血液之所以鲜红是取决于里面的红细胞，那么红细胞又是如何决定血液的视觉颜色呢？

红细胞之所以"红"，是因为其中含有血红蛋白。血红蛋白是一种含铁的结合蛋白质，由球蛋白和血红素组成，其中最关键部分是能够携带氧分子的含铁血红素。由于每个红细胞有四个含铁血红素分子，所以一个红细胞可以携带四个氧分子。

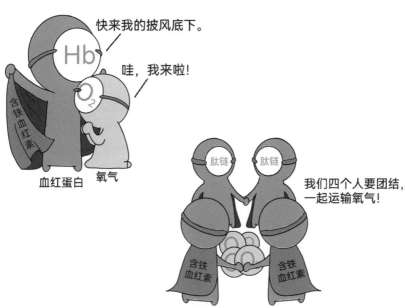

血红蛋白由四条肽链和四个含铁血红素组成。

红细胞的颜色因含氧量不同而稍有变化。在人体的血液中，动脉血含氧量高，所以颜色鲜红；静脉血含氧量少，所以颜色暗红。

>>>>>>>>

血红蛋白是氧的主要携带者，血红蛋白的正常范围因性别和年龄不同会有一定的差异，男性为 120 ~ 160 克 / 升，女性为 110 ~ 150 克 / 升。如血红蛋白为 70 ~ 100 克 / 升时，麻醉和手术期间医生需要根据患者的心肺代偿能力及身体代谢率等情况判断是否需要输注红细胞以增加携氧能力，以避免麻醉过程中出现缺氧或二氧化碳蓄积。

四
手被划破后为什么会自动止血
—— 生理性止血

"郤克伤于矢，流血及屦。"但是小伤口引起的出血，如手被划破后，其出血会在几分钟内自行停止，这是为什么呢？

> > > > > > > >

这种出血自动停止的现象称为生理性止血。生理性止血主要包括血管收缩、血小板血栓形成和血液凝固这三个过程。

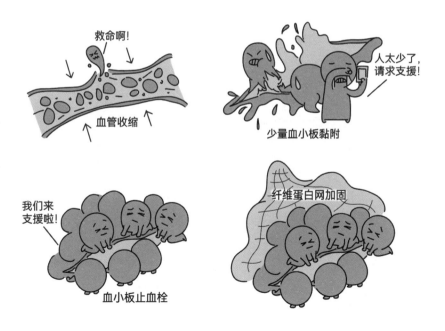

救命啊！

↑ 血管收缩 ↑

人太少了，请求支援！

少量血小板黏附

我们来支援啦！

血小板止血栓

纤维蛋白网加固

首先，受损的血管及其周围血管会迅速收缩，以减少血流量，从而减轻出血。

其次，少量的血小板发现血管损伤后会黏附于血管内壁，然后召集更多的伙伴，形成血小板止血栓堵塞伤口，达到初步止血。

最后，机体会启动凝血系统，将血中可溶的纤维蛋白原转变成不可溶的纤维蛋白，纤维蛋白相互交织成网，加固血栓。之后，纤维组织会向血凝块内不断增生，最终成功达到永久性止血。

五
为什么
血液在体外会凝固，
而在体内是流动的
——凝血机制

"日暮向风牵短丝，血凝血散今谁是？"血液在体外很快就会凝固，为何在体内却可以循环往复地流动？其奥秘在哪里呢？

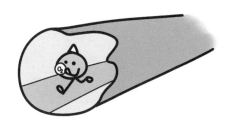

血液凝固的本质就是血浆中的可溶性纤维蛋白原在凝血酶的催化作用下，转变成不溶性纤维蛋白的过程。 血管内循环着的血液能保持流动状态而不凝的奥秘在于血管内皮具有一定的抗凝作用。血管内膜光滑完整，血流速度较快，凝血因子无法与血管壁充分接触而激活凝血系统，血小板也不容易在血管壁黏附和凝集；并且血液中存在纤维蛋白溶解系统，能随时将血管中形成的少量纤维蛋白溶解，从而有效地阻碍了血液的凝固。

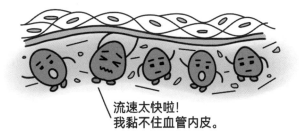

流速太快啦！
我黏不住血管内皮。

血液中还存在一些生理性抗凝物质，如抗凝血酶、肝素等。肝素作为临床常用的抗凝剂，可用于防治深部静脉血栓。越来越多的患者因为并存的疾病需要在围手术期进行抗凝和／或抗血小板治疗，麻醉医生需要根据麻醉药物对凝血功能造成的影响，并结合患者的个体情况，为患者选择最佳的麻醉方法和时机。

六
血液凝固后析出的黄色液体是什么
——血清

"谁知心眼乱，看朱忽成碧。" 红色的血液放在试管中静置一段时间，不仅血液凝固了，表面还会析出黄色透明的液体，这是什么呢？

从出血到出现凝血的间隔时间称为**凝血时间**，正常为 2 ~ 8 分钟，试管测定法为 5 ~ 15 分钟。血液凝固 1 ~ 2 小时后，血块就会发生收缩，并释出淡黄色的液体，这种液体就是**血清**。血清与血浆的区别：血清缺乏一些在凝血过程中被消耗的凝血因子，但增添了少量在血液凝固过程中由血管内皮细胞和血小板释放的化学物质。

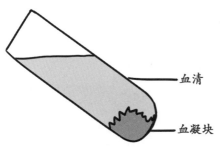

血清

血凝块

在凝血过程中，可溶性的纤维蛋白原将转变成不溶的纤维蛋白，所以**血清中是没有纤维蛋白原的**。在凝血反应中，血小板和凝血因子发生变化，随血清存放时间变长逐渐减少，最终消失，但大量未参加凝血反应的成分则与血浆基本相同。为避免抗凝剂的干扰，血液中许多化学成分的分析，都以血清为样品。

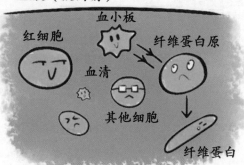

血液（凝固前）

血小板

红细胞

纤维蛋白原

血清

其他细胞

纤维蛋白

血液凝固时，血小板将纤
维蛋白原转化为纤维蛋白

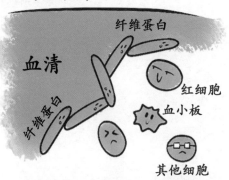

血液（凝固后）

纤维蛋白

血清

红细胞

纤维蛋白

血小板

其他细胞

纤维蛋白交织成网，捕获红
细胞形成血凝块，析出血清

> > > > > > > > >

各种创伤、疼痛和手术操作都可引起机体的应激反应，激活血小
板膜糖蛋白，使血小板聚集，更易形成血栓，发生心脑血管并
发症。

七
适量献血会影响身体健康吗
——献血

"相知无远近，万里尚为邻。"每年的 6 月 14 日为世界献血日，无偿献血是无私奉献、救死扶伤的崇高行为，关键时刻可以挽救患者的生命，那么献血会影响身体健康吗？

我国献血法规定，成年人一般献血量为 200 ~ 400 毫升，一般一年不超过两次且间隔半年以上献血对身体是没有影响的。这是因为成年人一次失血量在 500 毫升以下（即不超过全身血量的10%）时，由于机体的代偿功能，水和电解质、血浆蛋白、红细胞都会在一个月内恢复正常水平。因此，适量献血并不会影响身体健康，而且有研究表明，适量献血有益身体健康，使骨髓保持旺盛的造血能力，同时可降低血液黏滞性，有利于预防心脑血管疾病。

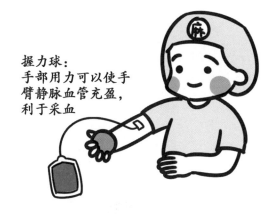

握力球：
手部用力可以使手臂静脉血管充盈，利于采血

目前我国的血液库存量严重不足，一些患者因为无血可用而不得不延期手术，甚至错过最佳治疗期。因此，国家提倡健康成年人适度献血！

献血后注意休息，多饮水，饮食要清淡，进食不宜过量，推荐进食新鲜蔬菜瓜果、豆制品、奶制品，新鲜鱼、虾、肉、蛋等。

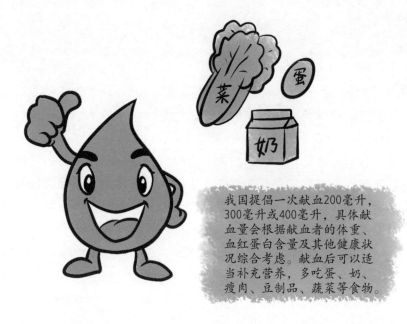

我国提倡一次献血200毫升，300毫升或400毫升，具体献血量会根据献血者的体重、血红蛋白含量及其他健康状况综合考虑。献血后可以适当补充营养，多吃蛋、奶、瘦肉、豆制品、蔬菜等食物。

八
人类有几种血型，如何分型
—— 血型

在血型发现之前，输血是非常危险的，直到 1900 年，奥地利著名医学家、生理学家、血型之父卡尔·兰德斯坦纳（Karl Landsteiner），发现了 ABO 血型，揭开了输血时发生凝集反应的神秘面纱，输血才逐渐安全并得到广泛应用，该发现于 1930 年获得诺贝尔生理学或医学奖。

血型是指血细胞（包括红细胞、白细胞、血小板）表面的抗原类型。**通常所说的血型是指红细胞膜上特异性抗原类型**，至今人类已经发现 35 个不同的红细胞血型系统，抗原近 300 个，医学上较重要的血型系统是 ABO、Rh、MNSs 等。

最常见的是 ABO 血型，ABO 血型是根据红细胞膜上是否存在抗原 A 与抗原 B 而将血液分成 4 种血型。红细胞上仅有抗原 A 为 A 型，仅有抗原 B 为 B 型，若同时存在抗原 A 和抗原 B 则为 AB 型，这两种抗原均无的为 O 型。不同血型的人血清中含有不同的抗体，但不含有对抗自身红细胞抗原的抗体。如：在 A 型血的血清中只含抗 B 抗体，B 型血的血清中只含抗 A 抗体；AB 型血的血清中一般不含抗 A 和抗 B 抗体，而 O 型血的血清中含抗 A 和抗 B 抗体。

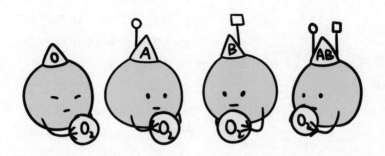

>>>>>>>>

在手术开始前，术者、麻醉医生及护士要执行安全核查制度，其中一个重要环节就是核对患者血型；若术中需要输血，在输血前麻醉医生和护士还需要再次核对患者性别、年龄、病案号、床号、血型及血制品的编号，避免错误用血。

九
什么样的血型可以相互输血
—— 输血的原则

"天长地久有时尽，血脉相连无绝期。"输血已成为治疗某些疾病、抢救伤员生命和保证一些手术得以顺利进行的重要手段。因此，为了保证输血的安全和提高输血的效果，必须严格遵守输血原则。

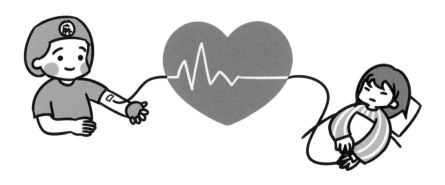

输血前必须鉴定血型，保证供血者与受血者的 ABO 血型相合，ABO 血型系统不相容的输血常引起严重的输血反应。**即使在 ABO 血型相同的人之间进行输血，输血前也必须做交叉配血试验**，即将供血者的红细胞与受血者的血清进行配合试验，检测受血者体内是否存在针对供血者红细胞的抗体，这称为**交叉配血试验的主侧**；再将受血者的红细胞与供血者的血清进行配合试验，检测供血者体内是否存在针对受血者红细胞的抗体，这称为**交叉配血试验的次侧**。如果两侧都没有发生凝集反应，则称为配血相合，可以进行输血。

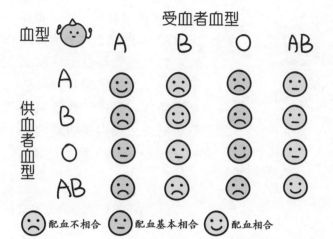

受血者血型

血型	A	B	O	AB
A	☺	☹	☹	😐
B	☹	☺	☹	😐
O	☺	😐	☺	😐
AB	☹	☹	☹	☺

供血者血型

☹ 配血不相合　　😐 配血基本相合　　☺ 配血相合

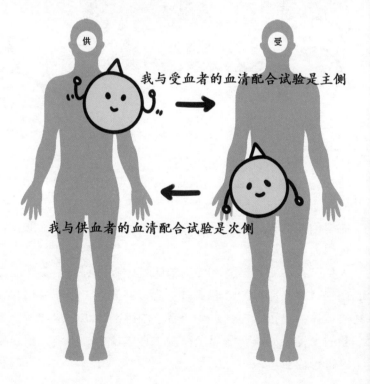

我与受血者的血清配合试验是主侧

我与供血者的血清配合试验是次侧

O 型血
真是"万能血"吗
——O 型血输血原则

"绿遍山原白满川，子规声里雨如烟。乡村四月闲人少，才了蚕桑又插田。"生命是美好的，医生的职责就是救死扶伤，遇到紧急情况，没有同型血可用时，可以输 O 型血吗？O 型血真是"万能血"吗？

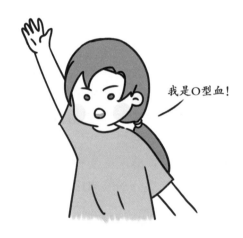

我是O型血！

如前所述，交叉配血时如果主侧有凝集反应则为配血不合，不能输血；如果主侧无凝集反应，而次侧有凝集反应，则只能在紧急情况下输血。因为 O 型血的红细胞没有抗原 A 与抗原 B，输给其他血型的受血者，主侧不会发生凝集反应，但是次侧可能发生凝集反应。所以，只能在紧急情况下且没有同型血的时候才能考虑输 O 型血，输血不宜太快太多，可以少量（<200 毫升）、缓慢进行，并密切观察，如发生输血反应则应立即停止输血。因此，输 O 型血是迫不得已的抢救措施，也是有风险的，O 型血并非真正的"万能"血！

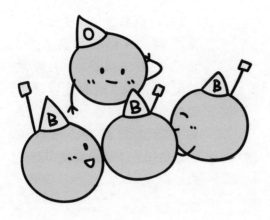

>>>>>>>>>

血液是珍贵的医疗资源，且不易获得。所以，目前临床上常采用成分输血，即根据患者所丢失或缺乏的血液成分补充相应的血液制品。这种输血方式可以提高血液的利用率和疗效，而且因为不输入患者不需要的成分，所以不增加心脏的负担且能够减少输血的不良反应。麻醉医生作为输血专家，不但要熟练掌握输血指征和各种血液成分的临床应用技巧，还要能够正确、及时地治疗输血不良反应。

十一
血库里长期贮存的血液会变质吗
——血液贮存

"少年易老学难成，一寸光阴不可轻。"光阴似箭，岁月如梭，生命可贵！为了保证有足够的血液供给患者，无偿献血者献出的血液经过检测和处理后在血库低温保存。血库里长期贮存的血液会"变质"吗？

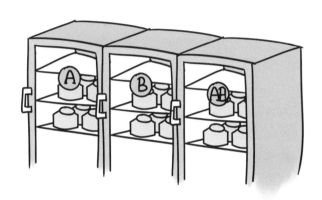

血库中血液保存的要求是防止凝固，保证细胞新陈代谢所需的营养，延长在体外的寿命，保证输给患者后能发挥相应的作用。因此，在保存时要加入抗凝剂和维持细胞新陈代谢所需的营养物质，并且保存时间不能过长，一般全血和红细胞

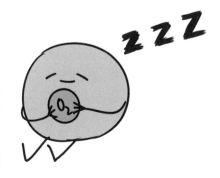

保存在 4℃ ±2℃环境中不超过 35 天。这是因为用抗凝剂保存 3 周以上的血液，由于糖酵解停止，红细胞内促进氧合血红蛋白解离的物质减少，血红蛋白与 O_2 的亲和力增加，O_2 不容易解离，从而影响对组织供氧。

>>>>>>>>

保存 21 天的库存血，其血清钾离子含量可高达 19 ~ 30 毫摩尔 / 升，在快速大量输血时，易发生高钾血症，因此，在输血时，麻醉医生会密切关注患者的各项电解质指标，确保输血安全。

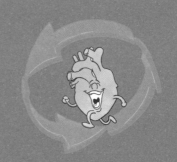

第四章

终而复始

—— 循环

心脏按一定节律不停跳动的奥秘
——心脏的自律性

"心事竟谁知？月明花满枝。"当我们抚摸左边胸口时，能够感受到心脏的跳动。作为身体的"能源泵"，心脏为什么会按照一定的节律不停跳动？一旦停跳，生命是否就受到威胁甚至死亡呢？

心脏是由两类细胞组成的，一类为**工作细胞**，如心房肌和心室肌细胞，主要执行收缩功能；一类为**自律细胞**，他们组成心内的特

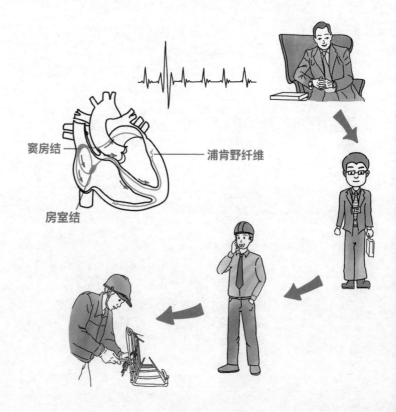

窦房结

浦肯野纤维

房室结

殊传导系统，并可自动产生节律性兴奋，为心脏按照一定的节律跳动提供了结构基础。

自律细胞构成的心内传导系统，包括**窦房结、结间束、房室结、希氏束，左、右束支，浦肯野纤维网**，其功能是发生冲动并传导至心脏各部位，使心房肌和心室肌按照统一的节律同步收缩。这样的传导如同组织机构中上级的工作要求通过各级部门将信息逐级传达，因此，心脏可按照节律性最高的自律细胞的节律跳动。

心肌细胞的**自律性**是指心肌在无外来刺激时自动产生节律兴奋的能力或特性。在心脏自律组织中，窦房结细胞的自律性最高，约每分钟 100 次，由于受到迷走神经的紧张性调控，表现为每分钟 70 次左右；房室结和房室束每分钟分别约 50 次和 40 次；末梢浦肯野细胞的自律性最低，每分钟约 25 次。在生理情况下，心脏活动总是按照自律性最高的窦房结所发出的节律性兴奋来进行，故**窦房结是心脏活动的正常起搏点**。

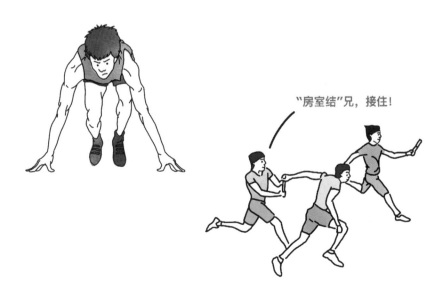

"房室结"兄，接住！

心电图监测是目前最简单和创伤性最小的心脏检测方法，心律是其中最基本的循环生命体征之一，它可以反映患者的基本心功能和麻醉手术刺激对患者的影响；同时麻醉手术期间要保持患者心率平稳，避免各种心律失常，维持循环稳定。

二
心脏是怎样泵血的
——心动周期

"春夏作头，秋冬作尾。循环反复无穷已。"四季如此，心脏也是按照一定的节律周而复始地跳动，心脏的每一次跳动构成了一个心动周期，下面我们就来了解一下吧！

心脏的一次收缩和舒张构成的一个机械活动周期称为**心动周期**。一个心动周期包括心房收缩期、心室收缩期和心室舒张期，又可以进一步划分为 7 个时期，即心房收缩期、等容收缩期、快速射血期、减慢射血期、等容舒张期、快速充盈期和减慢充盈期。

> > > > > > > >

心房收缩期：心房收缩前，心脏处于全心舒张期，此时半月瓣（心室和动脉之间的瓣膜，包括主动脉瓣及肺动脉瓣）关闭，房室瓣（心房和心室之间的瓣膜）开启，血液经静脉流入心房，再由心房顺压力梯度流入心室，使心脏不断充盈。心房在此基础上收缩，使更多的血液进入心室。

> > > > > > > >

等容收缩期：心室开始收缩后，心室内的压力立即升高，当室内压升高到超过房内压时，即推动房室瓣使之关闭，因而血液不会倒流入心房。

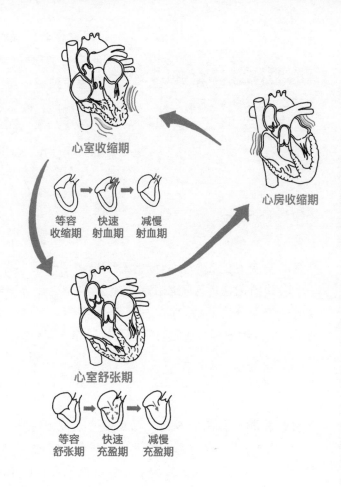

心室收缩期

等容收缩期 → 快速射血期 → 减慢射血期

心房收缩期

心室舒张期

等容舒张期 → 快速充盈期 → 减慢充盈期

>>>>>>>>

射血期：当心室收缩使室内压升高至超过主动脉压时，半月瓣开放。这标志着等容收缩期结束，进入射血期。在射血的早期，由于心室射入主动脉的血液量较多，血液流速也很快，故称为**快速射血期**；在射血的后期，由于心室收缩强度减弱，射血的速度逐渐减慢，故称为**减慢射血期**。

等容舒张期：射血后，心室开始舒张，室内压下降，主动脉内的血液向心室方向反流，推动半月瓣使之关闭，但此时室内压仍高于房内压，故房室瓣仍处于关闭状态，心室又暂时成为一个封闭的腔。从半月瓣关闭至房室瓣开启前的这一段时间内，心室舒张而心室的容积并不改变，故称为等容舒张期。

>>>>>>>>

心室充盈期：随着心室肌的舒张，室内压进一步下降，当室内压下降到低于房内压时，心房内的血液冲开房室瓣进入心室，进入心室充盈期。房室瓣开启初期，由于心室肌很快舒张，室内压明显降低，甚至成为负压，心房和心室之间形成很大的压力梯度，因此，心室对心房和大静脉内的血液可产生"抽吸"作用，血液快速流入心室，使心室容积迅速增大，故这一时期称为**快速充盈期**；随着心室内血液充盈量的增加，房、室间的压力梯度逐渐减小，血液进入心室的速度减慢，故心室舒张期的这段时间称为**减慢充盈期**。

最终，心脏泵出的血液通过体循环和肺循环，进行物质交换，不断地回流到心脏。

三

为什么剧烈运动时心输出量增加

—— 心脏泵血功能的储备

"博观而约取，厚积而薄发……"心脏泵血功能的储备何尝不是一种厚积薄发！我们在跑步、打篮球等剧烈运动时，心跳会明显加快，这其实是机体适应环境的一个重要表现，通过提高心率和每搏输出量达到增加心输出量的目的，满足剧烈运动时各器官的血液供应！

一侧心室每分钟射出的血液量，称为每分输出量，也称心输出量。健康成年人在安静状态下，心输出量为 5 ～ 6 升；剧烈运动时，心输出量可达 25 ～ 30 升，为安静时的 5 ～ 6 倍。这说明正常心脏的泵血功能有相当大的储备量。**心输出量随机体代谢需要而增加的能力称为心泵功能储备或心力储备。**

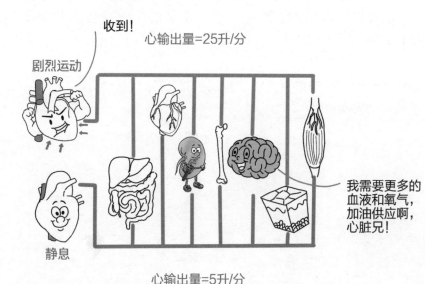

收到！

心输出量=25升/分

剧烈运动

我需要更多的血液和氧气，加油供应啊，心脏兄！

静息

心输出量=5升/分

>>>>>>>>

心力储备包括搏出量储备和心率储备。

>>>>>>>>

搏出量储备： 搏出量是心室舒张末期容积和收缩末期容积之差，所以，搏出量储备可分为收缩期储备和舒张期储备两部分。在收缩期可以通过增强心肌收缩能力和提高射血分数（搏出量占心室舒张末期容积的百分比）来增加搏出量储备，而舒张期则是通过增加舒张末期容积来实现。

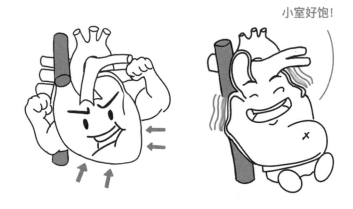

小室好饱!

>>>>>>>>

心率储备： 健康成年人安静时的心率为 60 ～ 100 次 / 分。如果搏出量保持不变，使心率在一定范围内加快，当心率达 160 ～ 180 次 / 分时，心输出量可增加至静息时的 2 ～ 2.5 倍，称为心率储备。

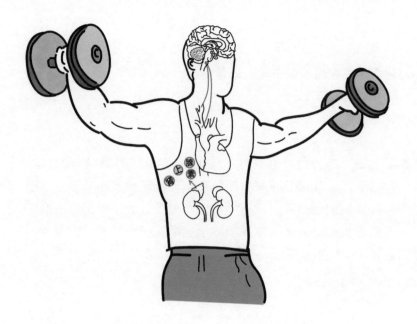

当我们在进行剧烈的体力活动时，体内交感 - 肾上腺髓质系统的活动增强，机体就可以动用心率储备和收缩期储备使心输出量增加，以适应我们机体的需要。

> > > > > > > >

理想的麻醉状态就是在意识消失的基础上抑制交感 - 内分泌反应，维持麻醉期间循环系统稳定，如避免插管时血压波动较大、心动过速。

四
心脏听诊时能听到什么
——心音

"嘈嘈切切错杂弹，大珠小珠落玉盘。"心脏跳动、血流撞击心室壁都会形成类似自然界中的美妙声音，这就是心音！用听诊器在心脏听诊区可以听到"咚哒咚哒"的声音，前面的音调低沉，后面的音调较高，那么心音是怎么形成的？

前已述及，心脏的一次收缩和舒张构成的一个机械活动周期称为**心动周期**。在心动周期中，心肌收缩、瓣膜启闭、血液流速改变形成的湍流和血流撞击心室壁及大动脉壁引起的振动都可以通过周围组织传递到胸壁，用听诊器可在胸部某些部位听到相应的声音，即为**心音**。

正常人在一次心搏过程中可产生**四个心音**，即第一、第二、第三和第四心音。通常听诊只能听到第一和第二心音；在某些青年人和健康儿童中可听到第三心音；用心音图可记录四个心音。

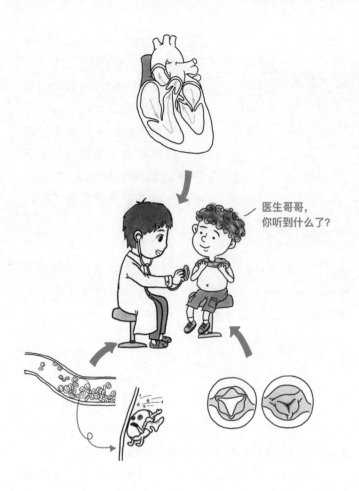

医生哥哥，
你听到什么了？

>>>>>>>>

除了超声心动图、心电图等现代化监测手段，心音听诊可以帮助麻醉医生在术前访视时更加感性地评估患者心肺功能。

第四章 | 终而复始
——循环

五

心脏跳动为何产生
不同的声音
——心音的特点

"五音六律十三徽，龙吟鹤响思庖羲。一弹流水一弹月，水月风生松树枝"。琴声悠扬，琴音丰富，心脏听诊也能听到不同的声音。有经验的医生通过听诊就可以初步判断心脏功能是否正常，有什么奥秘呢?

听到第一心音时，就标志着心室收缩的开始。 在心尖搏动处（左侧第 5 肋间锁骨中线）听诊最为清楚，其特点是音调较低，持续时间较长。第一心音是由于房室瓣突然关闭引起心室内血液和室壁的振动，以及心室射血引起的大血管壁和血液湍流时振动而产生的。

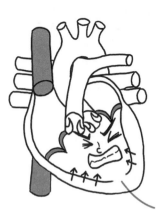

二尖瓣
听诊区

小室要开始用力喽！

第二心音标志着心室舒张期的开始。 在胸骨右、左两旁第 2 肋间（即主动脉瓣和肺动脉瓣听诊区）听诊最为清楚，其特点是频率较高，持续时间较短。第二心音主要是主动脉瓣和肺动脉瓣关闭，血流冲击大动脉根部引起血液、管壁及心室壁振动所致。

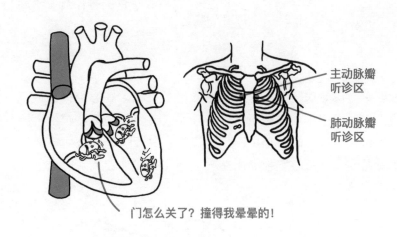

主动脉瓣
听诊区

肺动脉瓣
听诊区

门怎么关了？撞得我晕晕的！

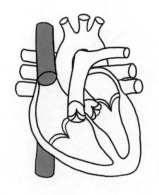

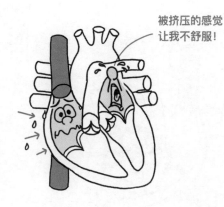

被挤压的感觉
让我不舒服！

在部分健康儿童和青年人中，偶尔可听到第三心音。**第三心音出现在心室快速充盈期之末，是一种低频、低幅的振动**，是由于快速充盈期之末室壁和乳头肌突然伸展及充盈血流突然减速引起的振动而产生的。

第四心音出现在心室舒张晚期，是与心房收缩有关的一组发生在心室收缩期前的振动，也称心房音。正常心房收缩时一般不产生声音，但异常强烈的心房收缩和左心室壁顺应性下降时，可产生第四心音。

六

体检时
有必要做心电图吗
——心电图的意义

"列缺霹雳，丘峦崩摧。"自然界的电现象奇幻无穷。随着科学的发展，人们逐步了解了生物电的奥秘，并广泛应用于生活和医疗，如心电图的普遍应用。

心电图是临床最常用的检查之一。人体可以看成是一个容积导体，心脏各部位在兴奋过程中出现的生物电变化，可通过周围的导电组织和体液传导至体表。将测量电极置于体表的一定部位，即可引导出心脏兴奋过程中所发生的电变化，这种电变化经过一定处理后记录到特殊的热敏纸上，就形成心电图。

心电图可以记录人体正常心脏的电活动；帮助医生诊断心律失常、心肌缺血、心肌梗死及定位；诊断心脏扩大、肥厚；分析药物或电解质情况对心脏的影响；判断人工心脏起搏器状况。

所以，体检时做心电图是非常有必要的。

在过去的几十年，心电图在麻醉手术中得到了广泛应用，麻醉期间患者的心律、循环状态需要实时和连续监测，因此，围手术期心电监测是保证循环稳定的重要手段之一。

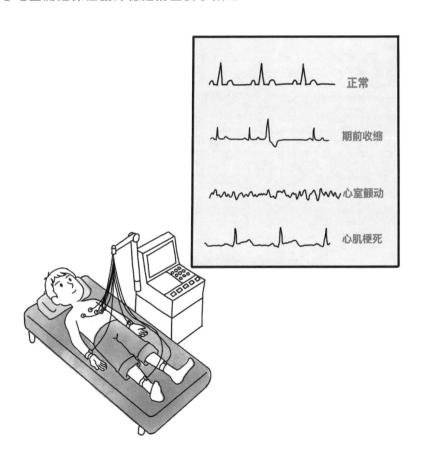

正常

期前收缩

心室颤动

心肌梗死

七
怎样读懂心电图
——心电图的组成

"江间波浪兼天涌，塞上风云接地阴。"自然界的浪涛，人类早已欣赏无数，心电图纸上的波形，能否像欣赏自然界的波浪一样读懂看透，这取决于我们是否了解这些波形的含义和产生机制。

首先，了解一下心电图记录纸：心电图记录在坐标纸上，坐标纸由 1 毫米宽和 1 毫米高的小格组成。心电图记录的是电压随时间变化的曲线。横坐标表示时间，纵坐标表示电压。通常采用 25 毫米 / 秒纸速记录，1 小格 =1 毫米 =0.04 秒。纵坐标电压 1 小格 =1 毫米 =0.1 毫伏。

其次，了解一下各波形代表的含义：一个心动周期中记录的心电图的波形如图，其中 P 波代表左、右心房除极；PR 间期代表心房开始除极到心室开始除极的时间；QRS 波群代表左、右心室除极；ST 段为心室除极结束后缓慢复极的时间；T 波代表心室快速复极；QT 间期代表心室肌除极到复极的全部时间；U 波可能是浦肯野纤维复极或乳头肌复极。

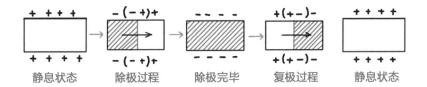

静息状态   除极过程   除极完毕   复极过程   静息状态

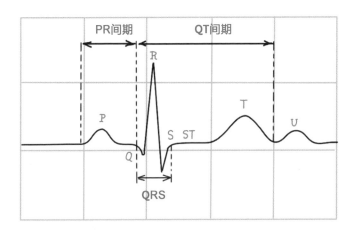

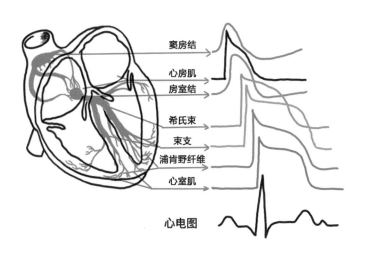

通过心电图可以计算心率：只需测量一个 RR（或 PP）间期的时间（秒），然后被 60 除即可。例如 RR 间距为 4 个大格（每大格含 5 小格，0.8 秒），则心率为 60/0.8=75 次 / 分。在安静、清醒的状态下，正常心率范围为 60 ~ 100 次 / 分。

>>>>>>>>

围手术期麻醉医生可以通过心电图及时发现患者心律失常、心肌缺血、传导异常、起搏器故障以及电解质紊乱等异常情况。

八
为何有时出现
心跳暂停感
——期前收缩

"问君能有几多愁，恰似一江春水向东流。"当我们劳累愁苦、情绪激动、饮酒或喝浓茶后，有时会突然感到心跳暂停，之后又出现心慌，这可能发生了早搏。

正常心脏跳动的节律是由自律性最高的窦房结控制的，其他自律组织在正常情况下只起到传导兴奋的作用，而不表现出自身的节律性，成为潜在起搏点。但是，当正常起搏点窦房结或传导发生障碍，潜在起搏点的作用就发挥出来，此时称为异位起搏点。

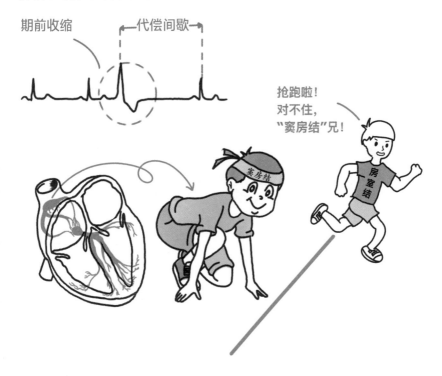

期前收缩

代偿间歇

抢跑啦！
对不住，
"窦房结"兄！

窦房结

房室结

早搏又称期前收缩，是指源于窦房结以外的异位起搏点提前发出的激动，又称过早搏动，是临床上最常见的心律失常，可发生在窦性或异位性心律的基础上，可偶发或频发。按起源部位可分为窦性、房性、房室交界性和室性四种。其中以室性早搏最常见，其次是房性，房室交界性较少见。窦性过早搏动罕见。

提前出现的异位搏动代替了一个正常窦性搏动，其后会出现一个较长的心室舒张期，即**代偿间歇**，这就是人们会突然感到心跳暂停的原因。

九
为什么会发生早搏
——期前收缩的原因

"瀚海阑干百丈冰，愁云惨淡万里凝。"情绪和劳累都可能会引起早搏。引起早搏的原因可分为生理性和病理性。

> > > > > > > >

生理性原因：正常人情绪激动，精神紧张，疲劳，消化不良，过度吸烟、饮酒或喝浓茶等，均可引起早搏。

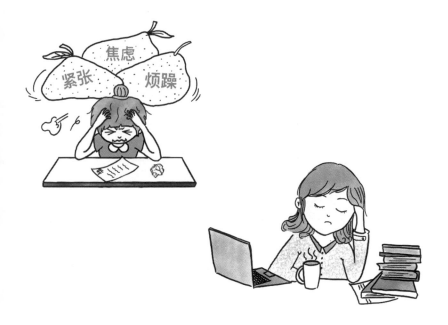

焦虑
紧张　烦躁

病理性原因：服用洋地黄、奎尼丁、拟交感神经类药物或使用环丙烷麻醉药等，缺钾以及心脏手术或心导管检查，均可引起早搏。冠心病、晚期二尖瓣病变、心肌炎、甲状腺功能亢进性心脏病等也常发生早搏。

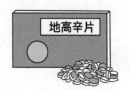

地高辛片

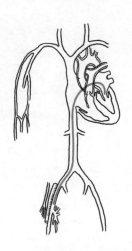

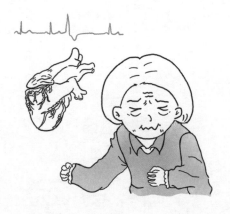

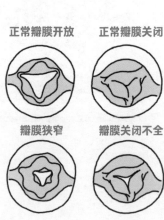

正常瓣膜开放　正常瓣膜关闭

瓣膜狭窄　瓣膜关闭不全

年轻人也会出现早搏
——期前收缩

+

"少年智则国智，少年富则国富，少年强则国强，少年进步则国进步。"年轻人是时代发展的动力，临床观察发现，越来越多的年轻人也会出现早搏，这是为什么呢？

近些年早搏发病率呈上升趋势，与工作压力大、精神紧张等密切相关；此外，咖啡、浓茶也成为年轻人熬夜的"必需品"，造成早搏发病率上升且年轻化。

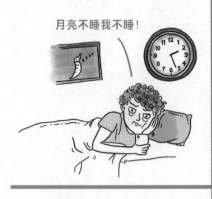

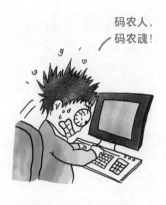

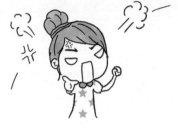

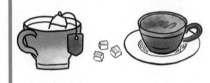

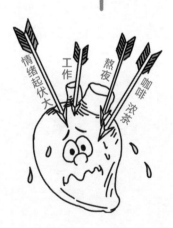

十一
血液是怎样
在体内循环流动的
——体循环和肺循环

"浅浅水，长长流，来无尽，去无休。"心脏节律性的搏动推动血液在心血管系统中按一定方向循环往复地流动，配合呼吸系统，供给全身各组织器官氧气和营养物质，同时将 CO_2 和代谢产物排出体外，那么血液是怎样循环流动的呢？

血液循环包括**体循环和肺循环**，二者互相连接，构成完整的循环系统。

>>>>>>>>

体循环：当心室收缩时，含有较多氧及营养物质的鲜红色血液（动脉血）自左心室输出，经主动脉及其各级分支，到达全身各部位的毛细血管，进行组织内物质交换和气体交换。血液中含有组织代谢产物及较多二氧化碳而变成暗红色（静脉血），再经各级静脉，最后汇入上、下腔静脉流回右心房。图示路径的血液循环称为体循环，又称大循环。

>>>>>>>>

肺循环：体循环返回心脏的血液从右心房流入右心室，心室收缩时，血液从右心室进入肺动脉，经其分支达肺毛细血管，在此进行气体交换，将含氧量较低的静脉血变成含氧量较高的动脉血，经肺静脉回流入左心房，再进入左心室，此路径的血液循环称为肺循环，又称小循环。

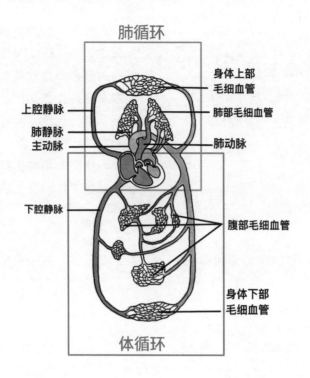

肺循环

身体上部毛细血管

上腔静脉

肺部毛细血管

肺静脉

主动脉

肺动脉

下腔静脉

腹部毛细血管

身体下部毛细血管

体循环

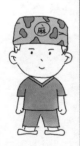

区别：途径不同

体循环的途径：左心室—主动脉—身体各处毛细血管网—上、下腔静脉—右心房。

肺循环的途径：右心室—肺动脉—肺中的毛细血管网—肺静脉—左心房。

联系

体循环返回心脏的血液从右心房流入右心室，右心室收缩进行肺循环。

体外膜氧合器即人们常说的 ECMO，是一种重要的体外生命支持技术，在新型冠状病毒肺炎患者的救治中，ECMO 发挥了重要作用，它可以替代人的肺脏和心脏功能，在体外进行呼吸、血液循环支持，为患者赢得救治时间，因此被称作"救命神器"。如今 ECMO 已在心脏外科手术、暴发性心肌炎、心肌梗死、心搏骤停、急性呼吸窘迫综合征以及心、肺器官移植等多个领域应用。

十二
什么是血压
——血压的定义

"水从镜面一飞下，蕲笛织簟风漪生"。流动的液体会产生压力，流动的血液同样对血管壁产生压力。生活中，我们经常会测量血压，以判断血压是否正常，那么，什么是血压呢？

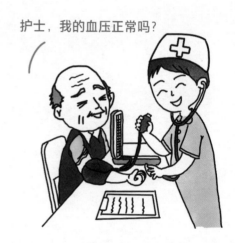

护士，我的血压正常吗？

血压指血液在血管内流动时作用于单位面积血管壁的侧压力。通常所说的血压是指动脉血压。

动脉血压是人体的基本生命体征之一，也是临床医生评估患者病情轻重和危急程度的主要指标之一。动脉血压测量的方法主要有两种：直接测量法和间接测量法。目前临床上常用的是无创、简便的间接测量法（Korotkoff 音法），也就是我们用血压计测量动脉血压的方法。**动脉血压可以用收缩压、舒张压、脉压和平均动脉压表示。**

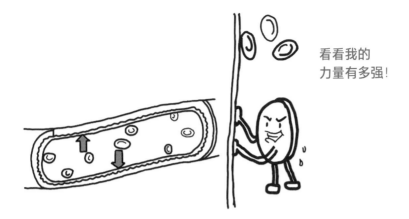

看看我的
力量有多强!

>>>>>>>>

血压监测简单易行，是麻醉期间判断心功能和血容量的常规指标。

十三

怎样判断
高血压与低血压
——高血压和低血压的
　　标准

"适与野情惬，千山高复低。"
山峰有高低，血压亦有高低。
我们都知道高血压会给机体带
来很多危害，正常血压应该是
多少呢？

>>>>>>>>

高血压

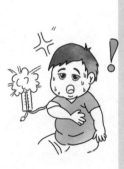

血压 分类	收缩压 （毫米汞柱）		舒张压 （毫米汞柱）
正常血压	<120	和	<80
正常血压高值	120～139	和（或）	80～89
一级高血压（轻度）	140～159	和（或）	90～99
二级高血压（中度）	160～179	和（或）	100～109
三级高血压（重度）	≥180	和（或）	≥110
单纯收缩期高血压	≥140	和	<90

>>>>>>>>

低血压

目前对于低血压的定义尚无统一标准，
一般将收缩压低于 90 毫米汞柱或舒张
压低于 60 毫米汞柱划定为低血压。

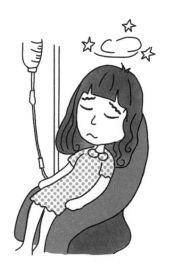

>>>>>>>>

动脉血压高 / 低主要取决于心排血量和外周血管阻力，麻醉及手术均可使血压发生改变，影响手术的顺利进行，因此，围手术期维持血压的稳定至关重要。

十四
家庭血压计
使用小贴士
——血压测量

"工欲善其事，必先利其器。"血压计的普遍使用给人们带来了方便，但也要注意正确的使用方法。

血压计由气球、袖带和检压计三部分组成。测量血压时被测者一般坐位或平卧位，上臂的中点与心脏保持同一水平，将袖带缠绕于上臂，松紧适度，听诊器置于肱动脉搏动处。先用气球向袖带内充气加压，压力经软组织作用于肱动脉。当所加压力高于收缩压时，肱动脉血流被完全阻断，其搏动消失，听诊器听不到任何声音。继续充气至汞柱再升高 20 ～ 30 毫米，然后缓慢放气，袖带内的压力随之下降，当袖带内的压力等于或稍低于收缩压时，随着心脏收缩射血，血液即可冲开被阻断的血管形成涡流，用听

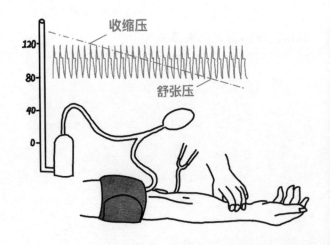

收缩压

舒张压

诊器可听到搏动的声音，此时检压计所示的压力值即为**收缩压**。继续缓慢放气，当袖带内压力低于收缩压，但高于舒张压这一段时间内，心脏每收缩一次，均可听到一次声音。当袖带压力降低到等于或稍低于舒张压时，血流完全通畅，听诊音突然变弱或消失，此时检压计所指示的压力值即为**舒张压**。

电子血压计有手臂式、腕式和手指式。手臂式电子血压计比较准确、可信，方便人们在家里自主测量血压，这也是预防高血压最简单、有效的手段之一，所以应用得更为广泛。

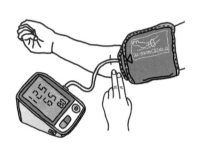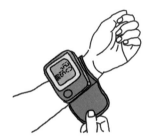

> > > > > > > >

小贴士 NO.1

在测量血压之前，静坐或平卧休息5 ～ 10 分钟。避免剧烈运动和情绪激动引起的血压波动。

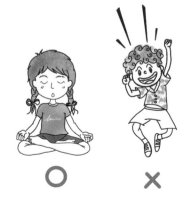

>>>>>>>>

小贴士 NO.2

将血压计放置在与心脏平齐的位置。身体不要前倾和晃动。

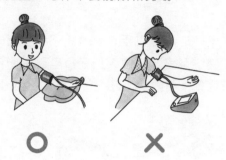

>>>>>>>>

小贴士 NO.3

要在肘关节上方两横指处绑袖带，袖带的两个胶管放在上臂的内侧，对着肘窝处。由于每次测量血压可能都会有些波动，因此需要连续测量 2 ~ 3 次，每次间隔 1 ~ 2 分钟，重复测量时应将汞柱下降到 "0" 点后再向袖带打气。取两次读数的平均值记录，如果两次测量的收缩压或舒张压相差超过 5 毫米汞柱，则应再次测量，取三次平均值。

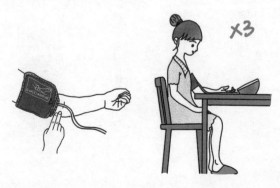

小贴士 NO.4

绑血压计袖带一般不建议隔着衣服，一件单衣也可以，但冬天隔着毛衣等测量常不准确。

为保证测量结果的准确性，最好将上臂衣物脱掉，裸露上臂测量血压。也可以穿一件普通的棉质单衣（如衬衣）测量血压。

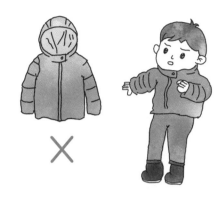

>>>>>>>>

血压监测是围手术期最基本的血流动力学监测项目，是反映心脏前后负荷、心肌耗氧与做功及周围循环的指标之一。血压的测量方法可分为无创和有创两种，前者包括手动测压法和自动测压法，麻醉期间多采用自动测压及有创动脉压监测。

十五
人体有哪些血管
——血管的功能分类

"使鸡司夜，令狸执鼠，皆用其能，上乃无事。"管理如此，人体更是有着精准的调控系统，比如心脏的跳动并非连续的，而血液流动却是连续的，我们的血管并非普通的管道，除了作为运输通道外，它们还发挥很多生理功能，且各司其职，互相协作。

按照解剖学的分类方法，血管可分为动脉、静脉和毛细血管。根据生理功能，血管常分为以下几类。

>>>>>>>>

弹性贮器血管：指主动脉、肺动脉主干及其发出的最大分支，其管壁坚厚，富含弹性纤维，有明显的弹性和可扩张性。当左心室收缩射血时，从心室射出的血液一部分向前流入外周，另一部分则暂时储存于大动脉中，使其管壁扩张，动脉压升高，同时也将心脏收缩产生的部分动能转化为血管壁的弹性势能。在心室舒张期，主动脉瓣关闭，大动脉管壁的弹性回缩使得储存的弹性势能转变为动能，推动射血期多容纳的那部分血液继续流向外周。大动脉的弹性贮器作用使心室的间断射血转化为血液在血管中的连续流动，同时使心动周期中血压的波动幅度减小。

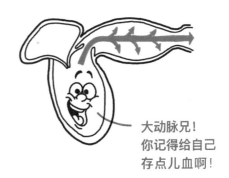

大动脉兄!
你记得给自己
存点儿血啊!

你放心，存着呢!
这样在心室舒张期我才有血液
向外周推动，让外周的血液连续流动!

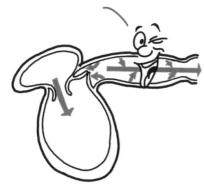

> > > > > > > >

分配血管：指中动脉，即从弹性贮器血管以后到分支为小动脉前的动脉管道。其功能主要是将血液运输至各器官组织。

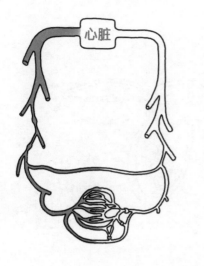
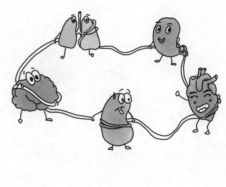

> > > > > > > > >

毛细血管前阻力血管：包括小动脉和微动脉，其管径较细，对血流的阻力较大。微动脉是最小的动脉分支，其直径仅为几十微米。微动脉管壁血管平滑肌含量丰富，在生理状态下保持一定的紧张性收缩，它们的舒缩活动可明显改变血管口径，从而改变对血流的阻力及其所在器官、组织的血流量，对动脉血压的维持有重要意义。

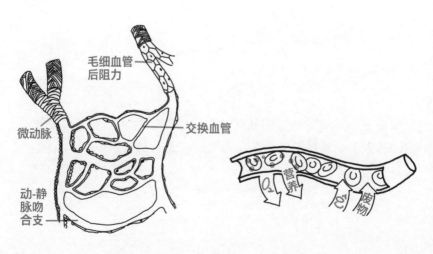

>>>>>>>

毛细血管前括约肌：指环绕在真毛细血管起始部的平滑肌，属于阻力血管的一部分。它的舒缩活动可控制毛细血管的开放或关闭，因此，可以控制某一时间内毛细血管开放的数量。

>>>>>>>

交换血管：毛细血管位于动、静脉之间，分布广泛，相互连通，形成毛细血管网。毛细血管口径较小，管壁仅由单层内皮细胞组成，其外包绕一薄层基膜，故其通透性很高，是血管内、外进行物质交换的主要场所，故又称交换血管。

>>>>>>>

毛细血管后阻力血管：指微静脉，其管径较小，可对血流产生一定的阻力，但其阻力仅占血管系统总阻力的一小部分。微静脉的舒缩活动可影响毛细血管前、后阻力的比值，继而改变毛细血管血压、血容量及滤过作用，影响体液在血管内、外的分配情况。

>>>>>>>

短路血管：指血管床中小动脉和小静脉之间的直接吻合支。它们主要分布在手指、足趾、耳廓等处的皮肤中，当短路血管开放时，小动脉内的血液可不经毛细血管直接进入小静脉，在功能上与体温调节有关。

容量血管：即为静脉系统。与同级动脉相比，静脉数量多、管壁薄、口径大、可扩张性大，故其容量大。在安静状态下，静脉系统可容纳 60% ~ 70% 的循环血量。当静脉口径发生较小改变时，其容积可发生较大变化，明显影响回心血量，而此时静脉内压力改变不大。因此，静脉系统具有血液储存库的作用。

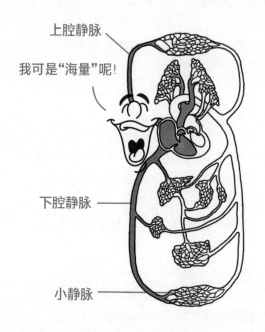

上腔静脉

我可是"海量"呢！

下腔静脉

小静脉

十六
冬天手脚冰凉的原因
——末梢循环

"天寒色青苍，北风叫枯桑。厚冰无裂文，短日有冷光。"冬天气候寒冷，有些人的手脚也冰凉，有生理性原因，但也不要忽视了病理性原因。

>>>>>>>>

1. 生理性原因

冬天出现手脚冰凉是一种正常的生理现象，因为气温降低会使血管收缩，血液回流能力减弱，末梢循环不良。

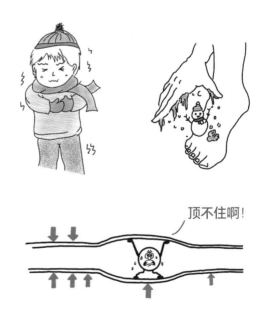

顶不住啊！

>>>>>>>>

2. 病理性原因

（1）考虑是否由于缺铁，降低了血液的携氧能力，导致冬天手脚冰凉。

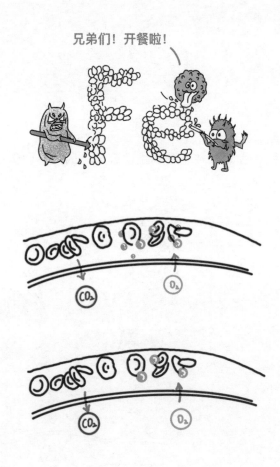

（2）考虑是否由于心脏的病变，血液不能供应到身体的末梢部位；或血容量不足、血红素含量和红细胞数量偏低、血管有阻塞等原因导致手脚冰凉。

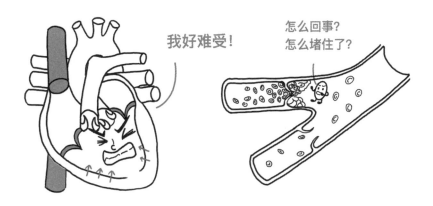

术中患者若发生严重缺氧、贫血、低血容量、低体温，则会导致末梢低灌注压，SpO_2 降低；或涂抹指甲油等也会影响 SpO_2 信号准确度。

长跑后为何
不能立即坐下而
要慢走一段距离
——静脉泵或肌肉泵

"儿童散学归来早，忙趁东风放纸鸢。"小朋友们兴之所至，但是也可能出现一个问题，我们需要告诉小朋友，跑完步后不要立刻坐下，尤其是长跑后一定要慢走一段距离再坐下休息，这是为什么呢？

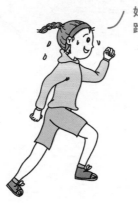

好累！
跑完我要找个地方坐下！

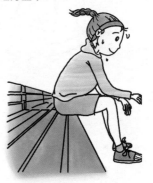

静脉易受周围组织压力的影响。当骨骼肌收缩时，位于肌肉内和肌肉间的静脉受到挤压，静脉回流加快，回心血量增加；当骨骼肌舒张时，静脉内压降低，血液从毛细血管和浅静脉流入深静脉，当骨骼肌再次收缩时，又可将较多的血液挤向心脏。由于静脉血管内有静脉瓣，使静脉血只能向心脏方向流动而不会倒流，故骨骼肌和静脉瓣对静脉回流起着"泵"的作用，称为**静脉泵**或**肌肉泵**，其生理意义是降低下肢的静脉压和减少血液在下肢的潴留。

如果长跑比赛到达终点就坐下休息，静脉失去肌肉泵的作用，大部分静脉血液停留在下肢及腹腔，回心血量急剧减少，心输出量减少，血压下降，到达头部的血供减少，可能引起一过性脑缺血，易出现眩晕甚至晕倒。

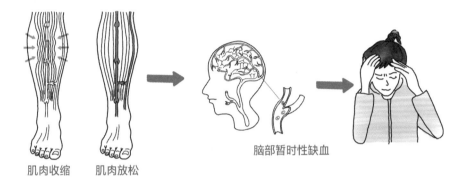

肌肉收缩　　肌肉放松　　　　　　　　　　脑部暂时性缺血

十八
坐飞机时间长了为何脚会肿
—— 静脉泵或肌肉泵

"坐久如忘世，松窗日未斜。"有人喜欢运动，也有人享受久坐的意境，但我们会发现坐的时间长了，脚会肿，严重的时候甚至穿不上鞋子（比如长时间乘坐飞机后），这是为什么呢？

前已述及，下肢运动时，静脉泵和肌肉泵对促进静脉血液回流发挥重要作用，从而降低下肢的静脉压和减少血液在下肢的潴留。坐飞机时，由于下肢活动减少，且长时间处于下垂状态，导致下肢静脉血液回流减少，积聚在下肢静脉中的血液增多，同时由于久坐导致血液循环减慢，肌肉缺血缺氧，就会引起身体低垂部位（如小腿或脚部）肿胀。

哎！每坐一次飞机腿就会肿一次！

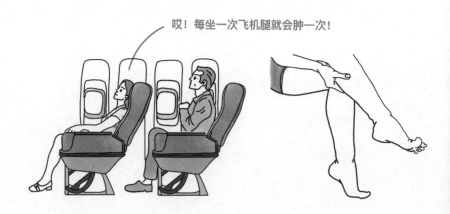

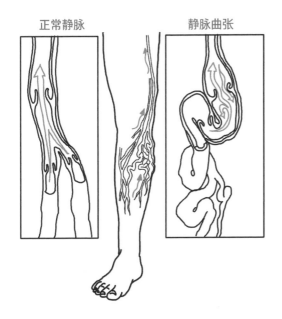

正常静脉　　　静脉曲张

由于职业需要长期站立或久坐的人员发生静脉曲张的概率会增高，这些人群应该注意经常改变姿势，适当运动或者用热毛巾热敷肿胀处，从而促进血液循环。

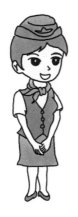

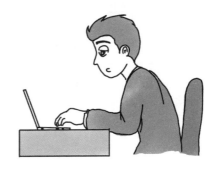

由平卧突然站起来为何会头晕眼花

——直立性低血压

"眼晕见云母，耳虚闻海涛。"当我们由卧位或者坐位突然站立时，有时会感到头晕眼花，这是为什么呢？

当人体从卧位转为立位时，由于重力的作用，身体低垂部位（如下肢）的静脉扩张，因此静脉回心血量减少，从而导致心输出量减少，尤其是长期卧床的患者，静脉壁的紧张性较低，加之腹壁及下肢肌肉收缩力减弱，当从卧位突然站立时，大量血液积滞在下肢，回心血量下降，血压降低，脑供血不足，可引起头晕甚至昏厥。

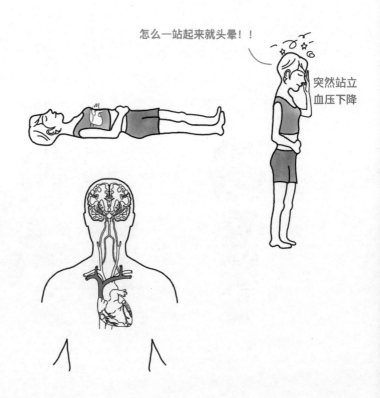

怎么一站起来就头晕！！

突然站立血压下降

偶然发生这种头晕的情况可能是因为体位改变过快，如频繁出现则考虑是否为直立性低血压。通常认为，站立后收缩压较平卧位时下降 20 毫米汞柱或舒张压下降 10 毫米汞柱，即为直立性低血压。老年人由于血管弹性减退，压力感受器敏感度下降；长期卧床的患者由于血管功能减退，较易发生直立性低血压，故站立时应动作缓慢，可先做些轻微的四肢活动以促进静脉血液回流，再做体位转换的过渡动作，即卧位到坐位，坐位到站立位，以避免直立性低血压发生。

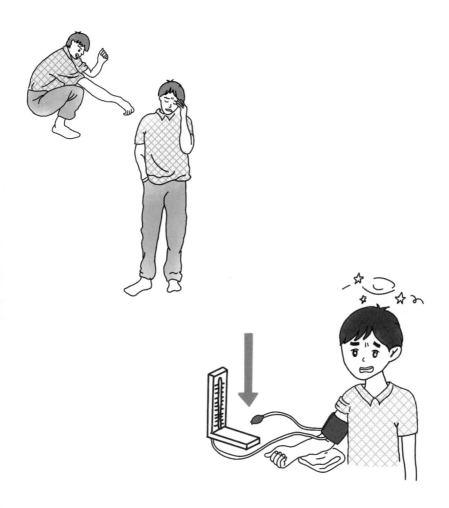

二十

心脏病患者
情绪激动后
面临的"苦果"
——心血管活动调节

"玳筵急管曲复终，乐极哀来
月东出。"心脏病患者切忌情
绪激动，为什么呢？

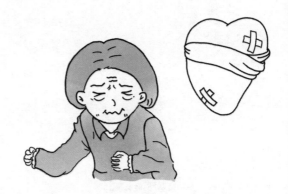

这是因为心脏受到交感神经的支配，情绪激动会使心交感神经兴奋，释放去甲肾上腺素增多，作用于心肌细胞膜上的 $\beta 1$ 肾上腺素受体（简称 $\beta 1$ 受体），引起心肌收缩力增强、心率加快和传导加速，这些效应分别称为正性变力作用、正性变时作用和正性变传导作用。

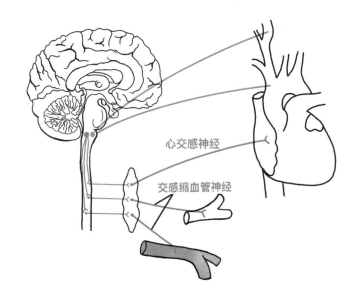

心交感神经

交感缩血管神经

两侧心交感神经对心脏的支配有所不同，左侧心交感神经主要支配房室交界和心室肌，兴奋时主要引起心肌收缩力增强，而右侧心交感神经主要支配窦房结，兴奋时主要引起心率加快。此外，情绪激动还会引起肾上腺素分泌增多，使全身血管收缩，外周阻力增加，动脉血压升高。所以，心脏病患者情绪激动时，由于交感神经兴奋，肾上腺素分泌增多，导致心肌收缩力增强，心率加快，血压升高，长期情绪激动会使原有的心脏疾病加重，造成不良后果。

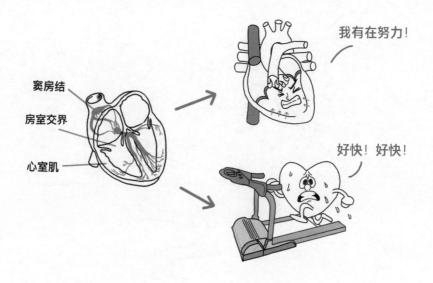

心血管疾病患者接受非心脏手术，麻醉风险高于无心脏病患者。因为麻醉和手术刺激会进一步影响心脏功能并诱发血流动力学改变，加重心脏负荷。因此，麻醉医生必须掌握心脏病变的病理生理特性，完成准确有效的术前评估，做好充分的术前准备并及时处理循环功能不全的先兆和并发症，以维持围手术期血流动力学稳定。

爬楼后血压会升高，为何休息后能恢复

——压力感受性反射

"黑云翻墨未遮山，白雨跳珠乱入船。卷地风来忽吹散，望湖楼下水如天。"当我们爬完楼之后马上去测量血压，血压会高于正常，但当我们休息一段时间再去测量，血压则恢复正常，这是为什么呢？

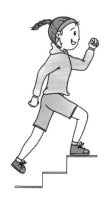

怎么这么高？！

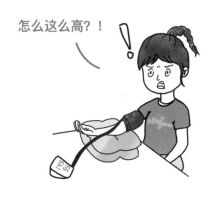

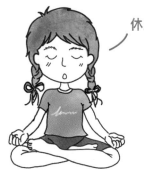

休息一下！

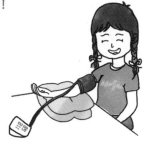

爬楼后，心交感神经兴奋，心肌收缩能力增强，心输出量增大，心率增快；肾上腺素分泌增加，血管收缩，外周阻力增加，动脉血压升高。此时，压力感受器就会受到刺激而兴奋。**动脉压力感受器位于颈动脉窦和主动脉弓血管外膜下的感觉神经末梢**，压力感受器的传入冲动到达延髓后，可以引起促使交感神经兴奋的脑区神经元抑制，使交感神经紧张降低，还与迷走神经背核和疑核发生联系，使迷走神经紧张增强。

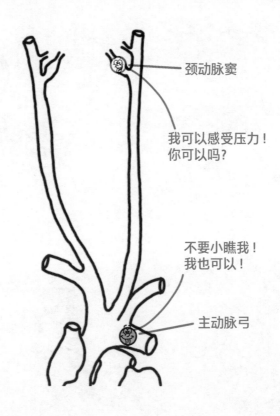

颈动脉窦

我可以感受压力！
你可以吗？

不要小瞧我！
我也可以！

主动脉弓

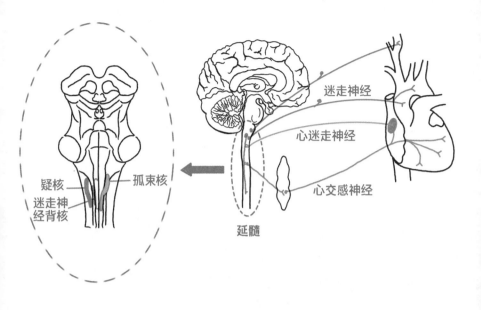

疑核
迷走神
经背核
孤束核
延髓
迷走神经
心迷走神经
心交感神经

动脉血压升高时，压力感受器传入冲动增多，压力感受性反射增强，导致心迷走神经紧张加强，心交感神经紧张和交感缩血管神经紧张减弱，引起心率减慢，心输出量减少，外周阻力减小，动脉血压下降，这个过程就称为**压力感受性反射**。所以，爬楼后血压会升高，但休息一段时间，由于压力感受性反射的调节作用，血压便可恢复正常。相反，当动脉血压降低时，压力感受器传入冲动减少，压力感受性反射减弱，引起心率加快，心输出量增多，外周阻力增大，血压回升。所以，**压力感受性反射是一种负反馈调节机制，这种机制在日常生活中对维持动脉血压稳定发挥着重要作用。**

第五章

纳新吐故

—— 呼吸

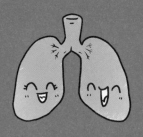

一

氧气是如何吸入到肺部的
——呼吸道

"**千门万户曈曈日，总把新桃换旧符。**" 人体也时刻需要与外界进行物质交换，通过呼吸运动吸入氧气（O_2），呼出二氧化碳（CO_2），气体是怎样进出肺的呢？

气体经过呼吸道进出肺。人体的呼吸道包括上呼吸道和下呼吸道，其中鼻腔、咽和喉构成上呼吸道，气管、支气管和肺构成下呼吸道。

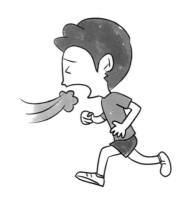

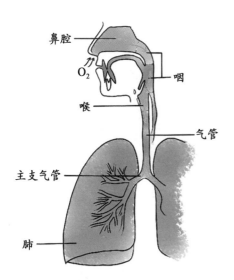

气体进入人体途径：

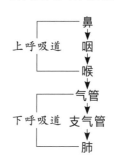

>>>>>>>>

在麻醉和手术过程中，麻醉药物、麻醉方式和手术刺激等会对呼吸功能产生影响，麻醉医生会密切监测和调控，以保障麻醉安全。

二

氧气是如何
进入血液的
——肺换气

"石宫秋气清，清气宜山谷。"
人体呼吸大自然清新的空气，
将氧气吸入到肺里，再通过血
液循环运输到全身供给组织细
胞利用，那么，O_2 是如何进
入血液的？

肺泡与肺毛细血管血液之间的气体交换过程，称为**肺换气**。肺泡
是由单层上皮细胞构成的半球状囊泡，是肺部气体交换的主要部
位，也是肺的功能单位。

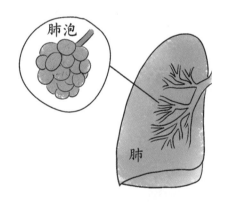

肺泡内氧分压（PO_2）高于静脉血 PO_2，而二氧化碳分压（PCO_2）
则低于静脉血 PCO_2。所以，O_2 由肺泡向静脉血扩散，CO_2 则由
静脉血向肺泡扩散。如此交换后，静脉血即变成动脉血。由于肺
通气在不断地进行，肺泡气成分保持相对稳定，保证了肺换气的
持续进行。O_2 和 CO_2 扩散非常迅速，当血液流经肺毛细血管全长
的 1/3 时，耗时约 0.3 秒，已基本完成肺换气，故肺换气有很大
的储备功能。

>>>>>>>>

麻醉手术过程中对肺换气的调控有利于维持患者呼吸功能稳定。

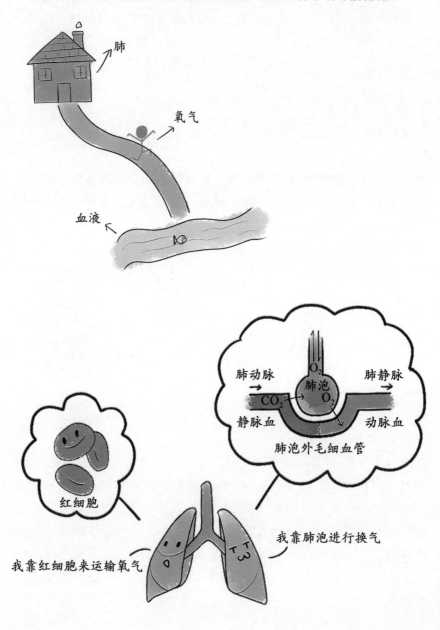

我靠红细胞来运输氧气

我靠肺泡进行换气

三

运动后呼吸为什么会加重

——肺通气

"斗力频催鼓，争都更上筹。"我们在运动后都会气喘吁吁、呼吸加快，为什么会这样呢？

首先了解一下什么是肺通气量。肺通气量是指每分钟吸入或呼出的气体总量。

跑步前身轻如燕

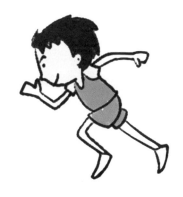

跑步后气喘如牛

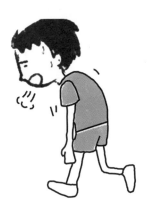

当我们运动时，肺通气量增加，呼吸加快加深，O_2 吸入量和 CO_2 排出量都相应增加，随后增加趋于平缓，到一定水平就难以再增加。运动停止后，肺通气量先快速下降，随后缓慢下降（运动时欠下的"氧债"），最后恢复至运动前水平。

运动时需要大量 O_2，人体通过呼吸运动加深加快，以确保足够的 O_2 供给组织细胞利用。运动时还需要更多的能量，人体通过加快代谢来获取足够的能量。机体优先进行有氧代谢功能，运动强度增加到一定程度，机体会启动无氧代谢以加速供能，无氧代谢会产生大量乳酸，使得血液中 H^+ 浓度升高，进而促使肺通气量增加，使呼吸加快加深。

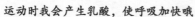

运动时我会产生乳酸，使呼吸加快哦

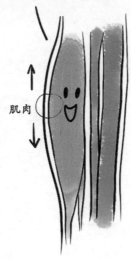

肌肉

>>>>>>>>

肺通气功能与换气功能相互联系，互不可分。在临床麻醉过程中，麻醉方式（全身麻醉、椎管内麻醉、局部麻醉）、麻醉用药、手术体位、机械通气等都会对呼吸的不同环节产生影响，因此，麻醉医生需要根据患者和手术的实际情况，合理使用呼吸机，密切关注通气量、潮气量、气道压力、脉氧等监测指标，避免发生呼吸抑制。

四

哮喘患者为什么呼气比吸气困难
——气道口径

"长安大道连狭斜，青牛白马七香车。"路上行人众多，行走缓慢导致交通拥挤，呼吸道也会因为"拥挤"导致气道阻塞而发生呼吸困难。哮喘患者常会有反复发作的喘息和呼吸困难，并且呼气比吸气更为困难，这是什么原因呢？

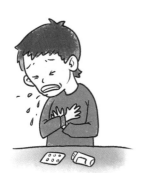

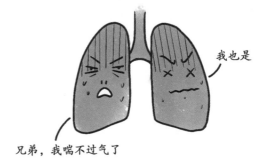

哮喘患者呼气

我也是

兄弟，我喘不过气了

哮喘是支气管哮喘的简称，是一种以慢性气道炎症和气道高反应性为特征的异质性疾病。哮喘的气道阻塞由多种因素所致，如气道平滑肌痉挛、气道黏膜水肿、黏液分泌增加、气道壁细胞（尤其是嗜酸性细胞和淋巴细胞）浸润、气道上皮损伤。正常呼吸的气道，肺部完全打开。正常气道横截面是圆形的，哮喘时会变得比正常更厚，引发哮喘的过敏原或刺激物可使气道平滑肌收缩，进而导致气道狭窄和呼吸困难。

哮喘患者呼气比吸气困难的主要原因是气道阻力增加。气道阻力主要取决于跨壁压、肺实质对气道壁的牵引，以及自主神经系统的调节和化学因素的影响。吸气时，胸膜腔负压增大而跨壁压增大，气道口径增大，气道阻力减小。此外，吸气时因肺的扩展而使弹性成分对小气道的牵引作用增强，以及神经紧张性活动增强等，都使气道口径增大，气道阻力减小。呼气时相反，气道口径变小，气道阻力增大。所以，哮喘患者呼气比吸气更为困难。

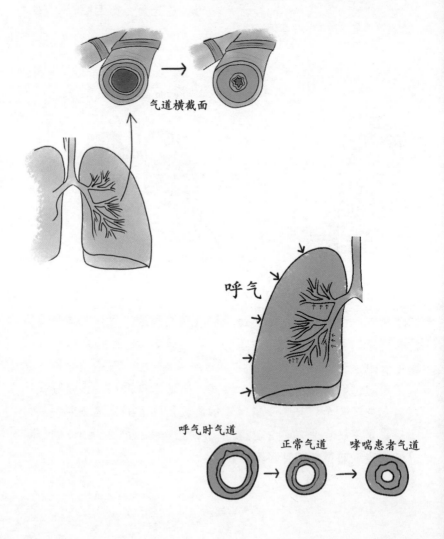

气道横截面

呼气

呼气时气道　　　正常气道　　　哮喘患者气道

五
在海拔很高的地方为什么会呼吸困难
——呼吸中枢

"会当凌绝顶，一览众山小。"我们都喜欢登上山顶观赏壮丽风光，可当我们攀登到海拔很高的地域后，会感觉呼吸困难，喘不上气，这是什么原因引起的呢？

从医学角度讲，高原系指海拔 3 000 米以上的地区，超过 5 800 米称之为"特高海拔"。在 3 000 米以上的高原地区，大多数人会发生不同程度的高原低氧反应，也称为低压性低氧。低氧对人体生理产生的影响与低氧的程度和持续时间密切相关。

人在高海拔地区时，由于空气中氧含量不足，吸入的空气中氧分压降低，最初刺激外周化学感受器，进而兴奋呼吸中枢，使呼吸

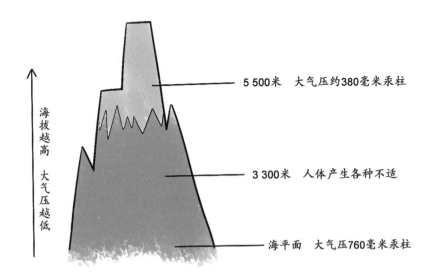

海拔越高 大气压越低

5 500米　大气压约380毫米汞柱

3 300米　人体产生各种不适

海平面　大气压760毫米汞柱

活动加深加快，肺通气量增加，此过程为急性低氧反应，持续2 ~ 3分钟，随后数十分钟，因持续低氧导致通气反应下降，称为持续低氧下的通气衰竭，就会出现疲劳、头痛、呼吸困难等表现。

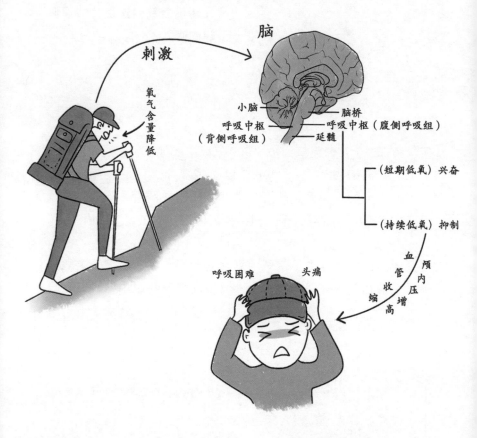

>>>>>>>>>

在高原低氧特殊环境下救治患者，为确保安全实施麻醉手术，麻醉医生应高度重视围手术期低氧血症所造成的危险，并采取相应措施积极预防和应对。

六

长期居住
在高原地区的人
为什么会面色潮红
——氧的运输

"占得高原肥草地，夜深生火折林梢。"高原壮丽而神秘，人们在高海拔地区时会发生高原反应，出现呼吸困难等症状，而长期居住在高原地区的居民却可以适应环境，他们大多面色潮红，这是为什么呢？

因为血液中 O_2 的运输有两种形式——物理溶解和化学结合。物理溶解的 O_2 量仅占血液中总氧含量的 1.5%；O_2 与红细胞中的血红蛋白（Hb）结合形成氧合血红蛋白（HbO_2），是 O_2 的主要运输形式，占血液中总氧含量的 98.5%。当人们长期生活在高海拔地区时，为了适应低氧环境，缓解呼吸困难，体内的肾小球细胞分

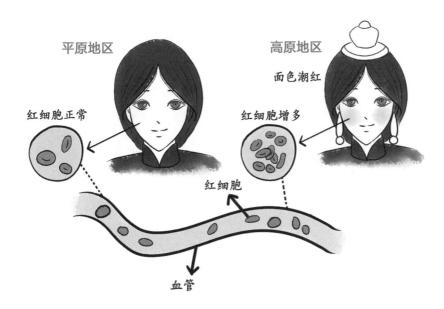

平原地区　　　　　　高原地区

面色潮红

红细胞正常　　　　　　红细胞增多

红细胞

血管

泌的促红细胞生成素增加，红细胞数量增多，从而提高血液的携氧能力，保证各组织器官的氧供，以维持机体的正常功能。

>>>>>>>

所以，长期居住在高海拔地区的人们，除外部环境因素外，面部潮红主要是由于高海拔地区空气中含氧量低，人体为适应环境，通过代偿机制导致红细胞增多以提高携氧能力所致。

胸腔被利器刺破后，为什么不能擅自拔除
—— 胸膜腔负压

"莫遣只轮归海窟，仍留一箭射天山。"虽然现代文明社会没有刀光剑影，但生活中难免发生意外，如不小心胸腔被利器刺破后，千万不能随意拔出，一定要尽快到医院正规处理！

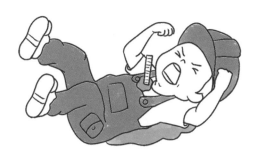

这是因为直接将利器拔出后，不仅会造成出血，还可能引发气胸。

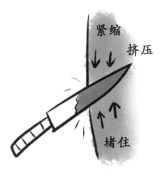

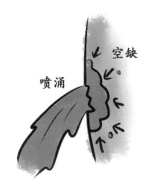

胸膜腔是由胸膜壁层与脏层围成的密闭、潜在的腔隙。胸膜腔内有少量浆液，可将胸膜的脏层与壁层相互贴附在一起，不易分开，使肺能跟随胸廓被动地运动；还可减少呼吸运动中两层胸膜之间的摩擦，起润滑作用。胸膜腔内存在的压力称为**胸膜腔内压**，经测量胸膜腔内压是低于大气压的，故称为**胸膜腔负压**。胸膜腔负压具有重要的生理意义，它不仅可以维持肺处于扩张状态，保证肺通气和肺换气，还可以降低中心静脉压，促进血液和淋巴回流。

胸腔（侧面）

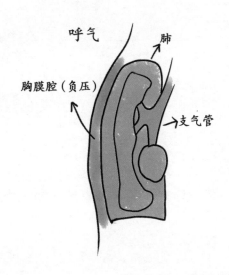

利器刺破胸腔时，内、外气压尚保持不变，一旦拔出利器，外界气体进入胸膜腔导致负压消失，发生气胸，进而造成肺部塌陷，引起胸痛、呼吸困难等症状。所以，正确的做法：不要拔出，保持冷静，及时止血，立即就医！

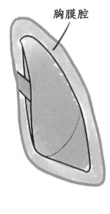

胸膜腔

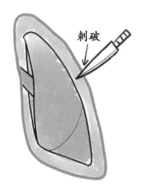

刺破

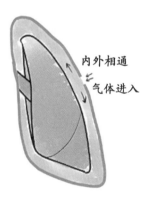

内外相通

气体进入

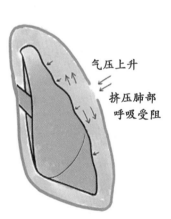

气压上升

挤压肺部
呼吸受阻

八
为什么不能在封闭的空间内用炉子取暖
——CO 中毒

冬天烧炭取暖时要谨防一氧化碳（CO）中毒。轻度 CO 中毒会引起头痛、头晕、恶心、四肢无力等症状，重度 CO 中毒会使人意识障碍、昏迷、痉挛，并伴有脑水肿、肺水肿，甚至死亡。

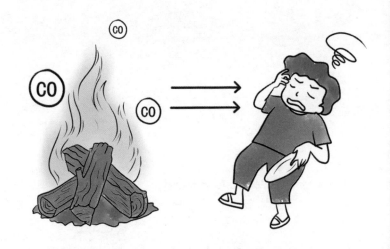

CO 是一种无色、无味、无刺激的气体，当 CO 进入身体后，与 Hb 结合生成一氧化碳血红蛋白（HbCO），面部出现樱桃红色。CO 与 Hb 的结合能力是 O_2 的 210 倍，可抢先与 Hb 结合，使 Hb 不能与 O_2 结合。CO 中毒既妨碍 Hb 与 O_2 的结合，又妨碍 Hb 与 O_2 的解离而造成机体缺氧。虽然 CO 与 Hb 的结合能力强，但也是可逆的。在有充足 O_2 的环境中，O_2 仍可把 CO 逐渐置换出来。

第五章 纳新吐故
——呼吸

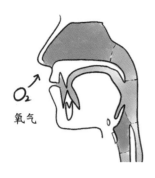

O_2

氧气

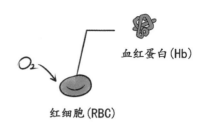

O_2

血红蛋白(Hb)

红细胞(RBC)

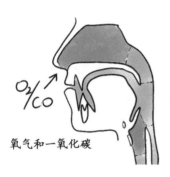

O_2/CO

氧气和一氧化碳

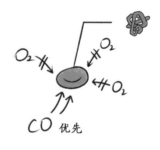

O_2 ╫ ╫ O_2

╫ O_2

CO 优先

>>>>>>>>

所以，一旦发生 CO 中毒，要尽快开窗通风，并迅速将患者转移到空气新鲜的地方，保持呼吸道通畅，及时就医！

九
救命的仪器
——呼吸机

"妙手仁心紧握刀，情牵生命抢分毫。"在医生治病救人的过程中，呼吸机立了大功。当患者有通气障碍或出现呼吸衰竭时，可以吸氧或使用呼吸机给予机械通气。在插管全身麻醉手术时，也需要呼吸机的支持！

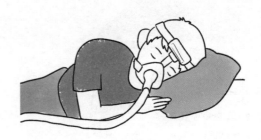

呼吸机适用于睡眠呼吸暂停综合征、慢性呼吸衰竭、渐冻症等患者。在使用呼吸机时需密切关注呼吸频率、潮气量、呼吸比、通气模式、气道阻力等呼吸机参数。

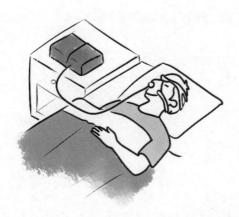

呼吸机分为有创呼吸机和无创呼吸机，可以替代自主通气功能，帮助患者在麻醉下进行正常呼吸，缓解疾病时出现的呼吸困难，挽救或延长患者生命。无创呼吸机主要用于神智较清醒、有自主呼吸的患者；有创呼吸机通过口鼻气管插管，或气管切开等建立人工气道，帮助通气。

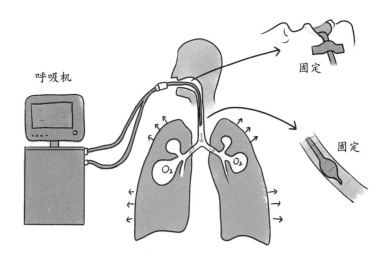

>>>>>>>>>

目前临床上使用的麻醉机在呼吸机的基础上增加了吸入麻醉的功能，此外，还配备了电脑控制和监测等仪器设备，可用于实施全身麻醉、供氧及进行辅助或控制呼吸。

人工呼吸
为什么能救命
—— 人工通气

"壮士闻声忙救难，临危舍己显风流。"在遇到突发状况的时候，人工呼吸往往能救人一命。人工呼吸是心肺复苏的一个重要环节。心肺复苏包括有效的循环、通畅的气道和人工呼吸。对患者进行心肺复苏时，首先予以胸外按压，保证有效的血液循环，然后开放气道，予以人工呼吸以保证氧气的供给。

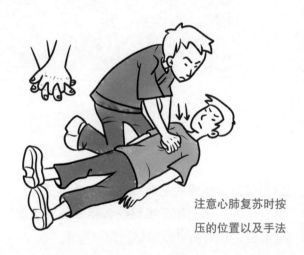

注意心肺复苏时按压的位置以及手法

人工呼吸为何能救命？人工呼吸是指用人为的方法，运用肺内压与大气压之间压力差的原理，使呼吸骤停者通过被动式呼吸而使空气有节律地进入肺内，然后利用胸廓和肺组织的弹性回缩力使进入肺内的气体呼出，从而获得氧气，排出二氧化碳，维持通气。人工呼吸方法很多，有口对口吹气法、俯卧压背法、仰卧压胸法，但以口对口吹气式人工呼吸最为方便和有效。

第五章 纳新吐故
——呼吸

仰头抬颌法使病人气道充分开放

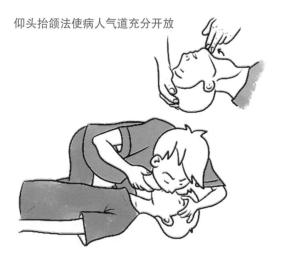

>>>>>>>>

临床麻醉中采用多种方法确保气道通畅是维持患者生命安全的前提，通过宣传和普及心肺复苏知识与急救方法，可提高院外抢救的成功率。

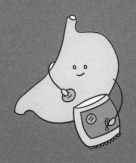

第六章

食而化之

—— 消化

为什么核酸检测时容易干呕
——咽反射

"造物无言却有情，每于寒尽觉春生。"疫情防控需要我们时常做咽拭子检测核酸，为什么这种操作会使我们感觉到恶心、干呕？

由于咽部的感觉十分灵敏，做咽拭子或者咽部受到外来异物刺激时，会产生恶心反射（咽肌收缩），这是一种保护性生理过程。咽反射是一种防止吞咽异物的生理反应，其反射中枢在延髓，有神经损害者则反射迟钝或消失。刷牙有时也会不由自主地出现"干呕"，这就是牙刷对咽部刺激产生咽反射引起的。

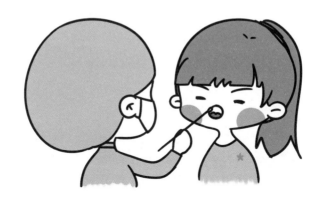

咽反射和呕吐反射是不同的两个生理过程。呕吐反射是通过一系列复杂的反射活动将胃和肠内容物从口腔驱出的过程。呕吐前常出现恶心、流涎、呼吸急迫和心跳快而不规则等自主神经兴奋的症状。剧烈呕吐时，十二指肠和空肠上段的运动变得强烈，蠕动加快，并转为痉挛。由于胃舒张，十二指肠收缩，使十二指肠内容物倒流入胃，因此，呕吐物中常混有胆汁和小肠液。

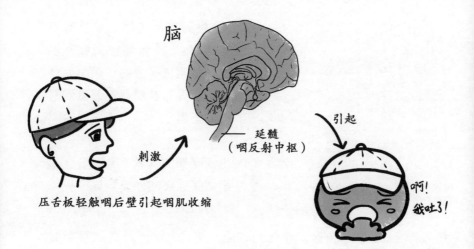

脑

刺激

延髓
（咽反射中枢）

引起

压舌板轻触咽后壁引起咽肌收缩

啊！
我吐了！

>>>>>>>>

恶心、呕吐是麻醉后极为常见的并发症。呕吐不仅加重患者痛苦，也容易发生水、电解质及酸碱平衡紊乱，严重时可能导致误吸，因此，应努力避免发生。

二

食物
由口腔吞咽到胃内，
是靠重力作用吗
——吞咽

"食不语，寝不言"，躺着不要吃东西，会影响食物进入胃内而消化不良"，这些都有道理吗？

吞咽是一个非常复杂的过程，吞咽动作可分为3期：**第1期**由口腔到咽，是随意动作，可将食团挤向软腭后方至咽部。

第2期由咽到食管上端，由于食团刺激了软腭和咽部的感受器，引起一系列急速的反射动作，包括封闭咽与气管的通路，呼吸暂停，从而保证食管上括约肌舒张，食团挤入食管，所以，进食的时候尽量少说话，不说话，以防止食物进入气管而引起呛咳。

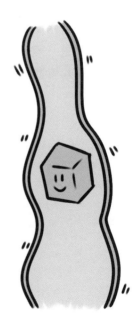

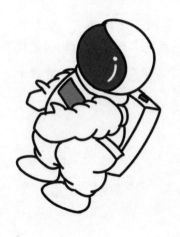

一旦食物进入食管，就属于**第 3 期**：即食物沿食管下行至胃，食物并非靠地球重力落入胃中，而是通过食管的蠕动完成的，食团的前面有舒张波，后面跟随有收缩波，如此推送食团进入胃内。所以，即使是躺着，食物也可以吞咽到胃内，但是会影响进食的感受和吞咽的速度，并且容易发生呛咳！例如，宇航员在几乎没有重力的太空中依然可以进食，就是依靠食管自身的蠕动将食物推入胃中的。

>>>>>>>>

全身麻醉手术结束后，麻醉医生判断患者气管插管拔管时机的指征之一就是吞咽反射的恢复，目的就是为了防止呕吐物误入气管引起呛咳或气道梗阻。

"胃失和降，气逆于上"，会造成呕吐。临床以有物有声谓之呕，有物无声谓之吐。正常情况下，进入胃内的食物为什么不会反流到食管或口腔内呢？

胃与食管连接的部位叫作贲门，它也是胃的始端和入口。在解剖学上，贲门位于管状食管向下延伸为囊状的胃壁处的食管胃交界部，向上与食管相接续。在食管和胃连接处并不存在括约肌，但此处有一段长 3 ~ 5 厘米的高压区，其内压比胃内压高 5 ~ 10 毫米汞柱，成为阻止胃内容物逆流入食管的一道屏障，起到类似生理性括约肌的作用，称为**食管下括约肌**。食物经过食管时，刺激食管壁上的机械感受器，可反射性地引起食管下括约肌舒张，允许食物进入胃内。食物入胃后食管下括约肌收缩，可防止胃内容物反流入食管。食管下括约肌张力减弱，则可造成胃液反流入食管，损伤食管黏膜；食管下括约肌舒张障碍，则会引起吞咽困难。

全身麻醉期间反流物误吸，可造成下呼吸道严重阻塞，这是由于应用抗胆碱药及各种麻醉药，特别是肌肉松弛药后，可使贲门括约肌松弛，致胃内容物反流。

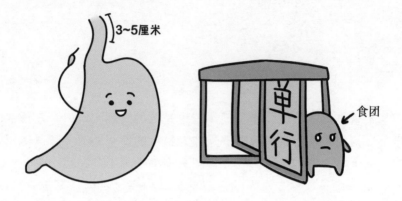

3~5厘米

食团

第六章　食而化之
——消化

四

胃酸
为何不消化胃本身
——黏液碳酸氢盐屏障

"胃者，水谷之海，六腑之大源也。"我们都知道胃中含有酸度很高的胃酸，不仅如此，胃液中的胃蛋白酶原经胃酸激活可形成能够消化蛋白质的胃蛋白酶。为什么正常情况下胃酸和胃蛋白酶没有消化胃本身呢？

根本感觉不到酸~

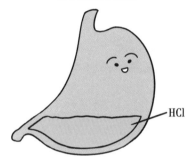
HCl

胃液的 pH 值为 0.9 ~ 1.5，其主要成分有盐酸、胃蛋白酶原、黏液和内因子，所以，胃液中除了有能够腐蚀胃黏膜的胃酸和胃蛋白酶（胃蛋白酶原经胃酸激活形成胃蛋白酶）外，还有保护胃黏膜的黏液！

胃液中含有大量的黏液，其主要成分为糖蛋白，由于黏液具有较高的黏滞性和形成凝胶的特性，分泌后即覆盖于胃黏膜表面，在胃黏膜表面形成一层厚约 500 微米的保护层。这个保护层可在黏膜表面起润滑作用，减少粗糙食物对胃黏膜的机械损伤。

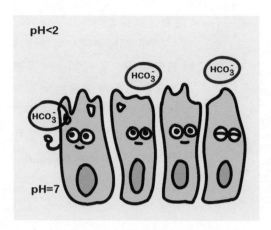

此外，胃黏膜内的非泌酸细胞能分泌 HCO_3^-，与胃黏膜表面的黏液联合形成一个抗胃黏膜损伤的屏障，称为**黏液碳酸氢盐屏障**，它能有效防止胃内 H^+ 对胃黏膜的直接侵蚀和胃蛋白酶对胃黏膜的消化。

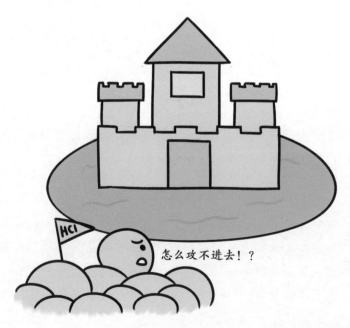

怎么攻不进去！？

五
为什么
小肠是吸收营养
物质的主要部位
——小肠的吸收功能

"鲜鲫银丝脍，香芹碧涧羹。"我们每天摄入大量的食物主要在哪里吸收呢？中医典籍《黄帝内经素问》称小肠为"受盛之官，化物出焉"。小肠上接幽门，与胃相通，下连大肠，包括回肠、空肠、十二指肠，主要功能是主受盛化物而泌别清浊，吸收精华，营养全身。

小肠是消化和吸收的主要部位。糖类、蛋白质和脂肪的消化产物大部分在十二指肠和空肠被吸收，回肠能主动吸收胆盐和维生素 B_{12}。

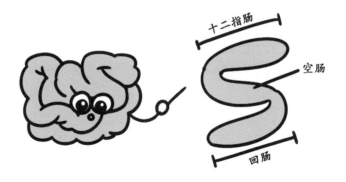

小肠的吸收功能与它的结构是分不开的。正常成年人的小肠长 4 ～ 5 米。小肠内面黏膜具有许多环状皱襞，皱襞上有大量绒毛，绒毛长 0.5 ～ 1.5 毫米。每一条绒毛的外表面是一层柱状上皮细胞，而每一个柱状上皮细胞的顶端膜上约有 1 700 条微绒毛。**由于环状皱襞、绒毛和微绒毛的存在，最终使小肠的吸收面积比同样长短的简单圆筒的面积增加约 600 倍**，可达 200 ～ 250 平方米。除此之外，食物在小肠内停留的时间较长（3 ～ 8 小时），并在小肠内被消化为适于吸收的小分子物质。这些都是小肠在吸收中发挥主要作用的有利条件。

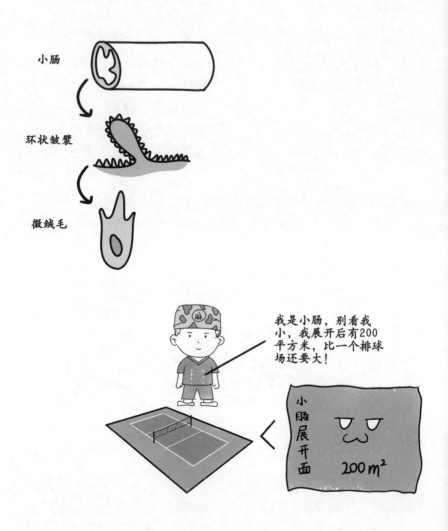

小肠

环状皱襞

微绒毛

我是小肠，别看我小，我展开后有200平方米，比一个排球场还要大！

小肠展开面 200m²

>>>>>>>>

麻醉和手术常会影响肠道蠕动及其功能，可能持续数小时至数天，直到肛门出现排气或排便。

六

为什么"将军之官"指的是肝
——肝的解毒功能

"将军之官，谋虑出焉。"古人用将军征战时的深谋远虑来比喻肝的作用。肝为将军之官，主谋虑，其性勇，故喻为将军。肝有防止外侮、考虑抵抗对策的作用。肝的解毒功能就很好地体现了这一点，它保护机体不受毒害。那么肝是怎样发挥解毒作用的呢？

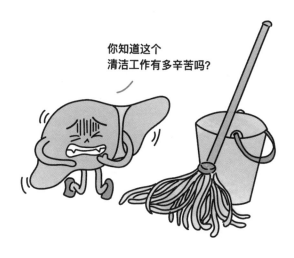

你知道这个
清洁工作有多辛苦吗？

血液中的有害物质在流经肝后，往往会被分解成为无毒的物质，或随胆汁、尿液排出体外。肝这一解毒"高手"，有**四种解毒方式**，每天都和外来的或体内代谢产生的有毒物质"过招"。

化学作用

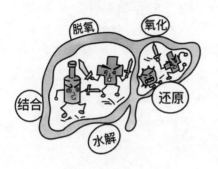

分泌作用

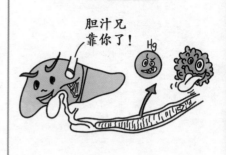

蓄积作用

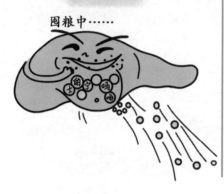

吞噬作用

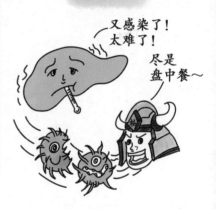

>>>>>>>>>

大多数静脉麻醉药和肌肉松弛药都可以在肝内迅速代谢，正常情况下，麻醉药物的使用并不会引起肝功能异常或肝器质性损伤。

七
为什么
常说肝胆相照
——肝与胆的关系

"肝者，将军之官，谋虑出焉。胆者，中正之官，决断出焉。"人们常将肝比作大将军，每日运筹帷幄，决胜千里之外；而将胆比作刚直不阿的先锋官，随时准备采取行动，即"肝主谋虑，胆主决断"。肝和胆相辅相成，肝胆相照。肝和胆在解剖位置和功能联系上同样非常密切。

> > > > > > > > >

解剖结构上的联系：人体的肝位于腹腔，大部分在腹腔的右上部，小部分在左上部。肝大部分被右侧肋弓所覆盖，简而言之，"横膈之下，右胁之内"；而胆则位于肝右叶的胆囊窝内。因此，在解剖学上，"肝胆相照"一词描述得相当准确。

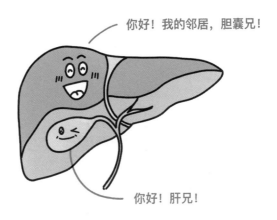

你好！我的邻居，胆囊兄！

你好！肝兄！

生理功能上的联系：**胆汁来源于肝而储存于胆囊**。肝具有分泌和排泄胆汁的功能：肝在 24 小时内生成胆汁约 1 升，经胆管运送到胆囊，胆囊起储存、浓缩和排放胆汁的作用，以促进脂肪在小肠内的消化和吸收。由此可见，肝与胆在胆汁的分泌、贮藏和排泄方面，存在着密切的联系，并与消化功能相关。

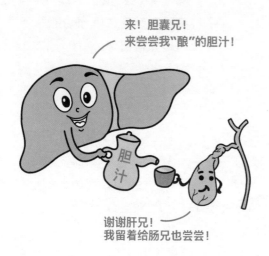

来！胆囊兄！
来尝尝我"酿"的胆汁！

谢谢肝兄！
我留着给肠兄也尝尝！

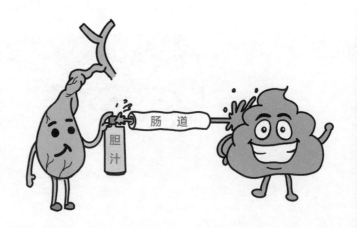

第六章 **食而化之**
——消化

八
为什么胆囊手术后不建议吃油腻的食物
——胆汁

"置胆于坐，坐卧即仰胆，饮食亦尝胆也。"越王勾践卧薪尝胆因为胆汁是苦的。胆囊手术后，医生总是叮嘱患者不要吃油腻的食物，这是因为食物的消化与胆汁的成分和功能有关。

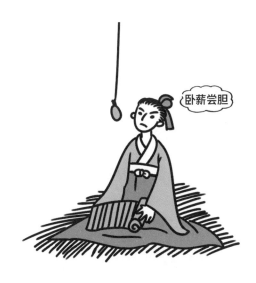

卧薪尝胆

胆汁是一种味苦的有色液汁，由肝细胞直接分泌的胆汁（肝胆汁）呈金黄色或橘棕色，在胆囊中贮存过的胆汁因被浓缩而颜色变深。胆囊能贮存 40 ~ 70 毫升胆汁，成年人每日分泌的胆汁为 800 ~ 1000 毫升。胆汁的成分很复杂，除水分和 Na^+、K^+、Cl^-、Ca^{2+}、碳酸氢盐等无机成分外，还包括有机成分如胆汁酸、胆色素、脂肪酸、胆固醇、卵磷脂、黏蛋白，以及少量金属离子，如 Cu^{2+}、Zn^{2+}、Mn^{2+}、Al^{3+} 等。**胆汁中不含消化酶。**

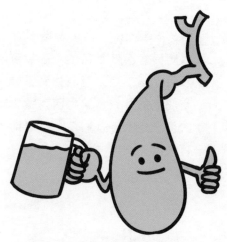

胆囊的作用是浓缩、储存胆汁

虽然胆汁不含消化食物的酶，但是胆汁中的胆盐对脂肪却有重要的消化作用。胆盐是由肝细胞分泌的胆汁酸与甘氨酸或牛磺酸结合形成的钠盐或钾盐，其作用包括：①**乳化脂肪**，胆汁中的胆盐、胆固醇和卵磷脂可作为乳化剂，使脂肪乳化成直径仅为3 ~ 10 微米的脂肪微滴分散在肠腔内，从而增加了与胰脂肪酶的接触面积，有利于脂肪消化分解。②**促进脂肪的吸收**，胆汁中的胆盐达到一定浓度后，可聚合成微胶粒，肠腔中脂肪分解产物可渗入到微胶粒中形成水溶性复合物，这样胆盐作为运载工具，能够将不溶于水的脂肪分解产物运送到肠黏膜表面，从而促进脂肪的吸收。③**促进脂溶性维生素 A、维生素 D、维生素 E、维生素 K 的吸收。**胆囊手术后由于缺乏胆盐，食入的脂肪不易被消化和吸收，因此，不建议吃油腻性食物。

为什么
进食后一段时间
会产生便意
——排便反射

"茅檐长扫净无苔,花木成畦手自栽。一水护田将绿绕,两山排闼送青来。"清洁有序的环境有利于人们工作生活,规律定时的排便有益于人们身体健康。为何很多人常在餐后产生便意?

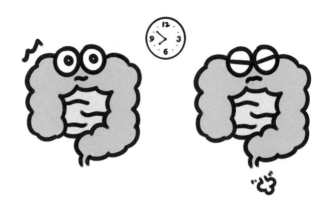

直肠内通常没有粪便。当进食后,胃肠蠕动增加,就会将粪便推入直肠,可使直肠扩张并刺激直肠壁内的感受器,冲动沿盆神经和腹下神经传至腰、骶段脊髓的初级排便中枢,同时上传至大脑皮层引起便意。若条件许可,即可发生排便反射。这时冲动由盆神经传出,使大肠收缩,肛门内括约肌舒张。同时阴部神经的传出冲动减少,使肛门外括约肌舒张,于是粪便得以排出体外。排便过程中,支配腹肌和膈肌的神经也兴奋,因而两肌收缩,腹内压增加,这也有助于粪便的排出。

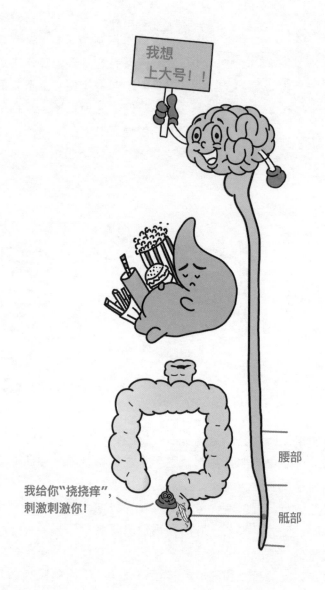

第六章 **食而化之**
——消化

十

为什么大便不能憋
—— 便秘的产生

"大肠者，传导之官，变化出焉。"饮食经过胃、小肠的消化之后进入大肠，由大肠将糟粕之物形成粪便"变化而出"，故排便要养成习惯，大便不能憋。

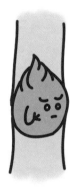
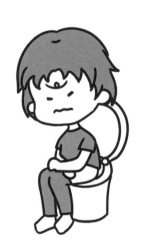

正常人的直肠对粪便的机械性扩张刺激具有一定的感觉阈，当达到此感觉阈时即可产生便意。排便反射受大脑皮层控制，意识可加强或抑制排便。若环境和条件不适宜排便，则阴部神经和腹下神经传出冲动增加，使肛门内、外括约肌强烈收缩，直肠紧张性降低，从而抑制排便。

人们若对便意经常予以制止，将使直肠对粪便刺激逐渐失去正常的敏感性，便意的刺激阈便会提高，加之粪便在结肠内停留过久，水分吸收过多而变得干硬，引起排便困难和排便次数减少。经常憋大便，可使排便反射减弱，这就是产生功能性便秘最常见的原因。因此，最好养成定时排便的习惯。

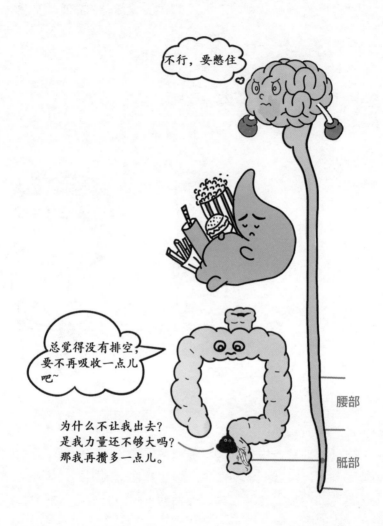

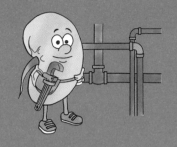

第七章

畅通无阻

—— 泌尿

一
尿液的颜色和气味
——尿液的基本特性

《本草纲目》中记载，人尿（童子尿）气味咸，寒，无毒。在日常生活中我们应注意观察每天的尿量、颜色以及气味的变化，如果突然发生了改变，应搞清楚是生理性还是病理性原因导致的，及时去医院做相关检查，查找尿液变性的病因。

正常尿液呈淡黄色，每天尿量为 1 000 ~ 2 000 毫升，一般为 1 500 毫升。当尿量减少而浓缩时，颜色变深。正常尿比重为 1.015 ~ 1.025，呈酸性，pH 值为 5.0 ~ 7.0，但可随食物性质而变动。荤素杂食者，尿液的 pH 值约为 6.0；肉食者，尿液的 pH 值降低，这是由于蛋白质分解产生的硫酸盐和磷酸盐等随尿排出所致；素食者，尿液可呈碱性，这是由于植物中所含的酒石酸、苹果酸和枸橼酸等均可在体内氧化，所以酸性产物较少，而碱基排出较多所致。

尿中含水 95% ~ 97%，固体物只有 3% ~ 5%。固体物可分为有机物和无机盐两大类。有机物中主要是尿素，还有肌酐、马尿酸、尿胆素等代谢终产物；无机盐中主要是氯化钠、硫酸盐、磷酸盐，还有钾、铵等的盐类物质。

正常	异常

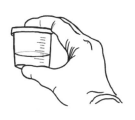

淡黄色或无色

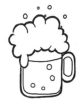

偏黄甚至啤酒样

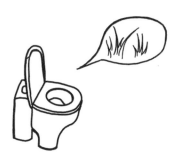

淡淡的氨臭味

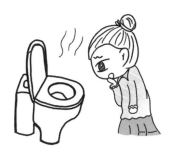

异味

尽管尿量、尿液的颜色和气味会在一定的范围内随机体状态而改变，但是发生明显异常时要引起警惕。

二
喝水后多久
会形成尿液排出
—— 尿生成

"飞流直下三千尺，疑是银河落九天。"我们都知道，尿液是人体内的血液流经肾脏后排出的。尿液排出是间断的，尿液生成却是连续的，那么，尿液由生成到排出经历了什么过程呢？

人体的两个肾外形像蚕豆，位于腰后两侧部，肾的结构是非常复杂的，它是由 170 万~ 240 万个肾单位组成的，每个肾单位又包括肾小体和肾小管两部分。肾小体由一团动脉性毛细血管网形成的肾小球和其外的包囊肾小囊构成。

尿的生成过程可不简单！我们喝的水进入血管，血液流经肾脏时要经过肾小球的过滤、肾小管和集合管的重吸收、肾小管和集合管的分泌三个环节，再由集合管、肾盏、肾盂和输尿管进入膀胱，最后形成尿液排出体外。这相当于水经历了一场旅行，这一趟旅行需要 30 分钟至 1 小时。

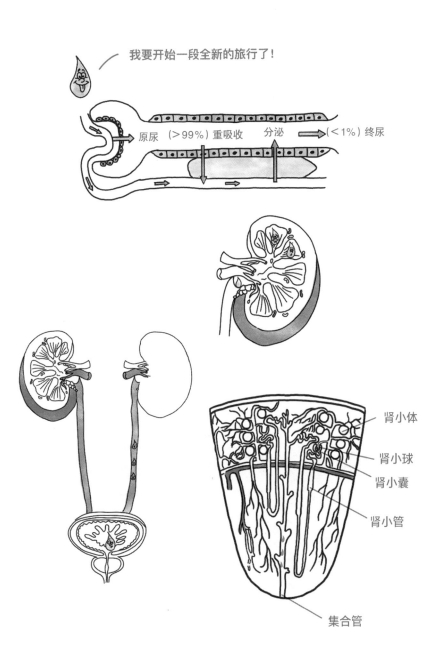

我要开始一段全新的旅行了！

原尿 （>99%）重吸收　　分泌　　（<1%）终尿

肾小体

肾小球

肾小囊

肾小管

集合管

三
尿量及尿液性质变化的原因
——尿生成

"白日依山尽，黄河入海流。"水经过一场复杂的旅行后最终形成尿液排出，是不是所有的水分都变成尿液排出体外呢？

当血液流经肾小球毛细血管时，除蛋白质分子外的血浆成分被滤过进入肾小囊而形成超滤液，也称为**原尿**。原尿从肾小囊进入肾小管后，水和大部分溶质会被肾小管和集合管重吸收，最终排出体外的尿称为**终尿**。人体两肾每昼夜生成的原尿量可达 180 升，而终尿量仅为 1.5 升左右，99% 以上的液体被重吸收，最终只有不到 1% 以尿液排出。当生理或者病理因素影响了尿生成过程，就会引起尿量和尿液性质改变。

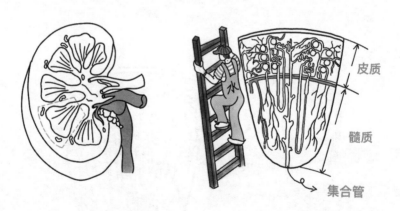

皮质

髓质

集合管

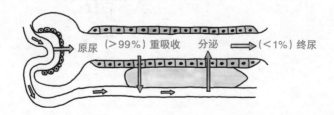

原尿 （＞99%）重吸收　分泌　（＜1%）终尿

晨尿、饮食、药物均可导致**生理性**的尿黄和异味。

病理性原因常见于泌尿系统感染和肝胆感染：细菌感染、结石或肿瘤等因素导致的肾盂肾炎、肾盂结石、输尿管结石、膀胱肿瘤等，均可引起尿液性状的改变；肝胆感染后所致黄疸也会造成尿液偏黄。

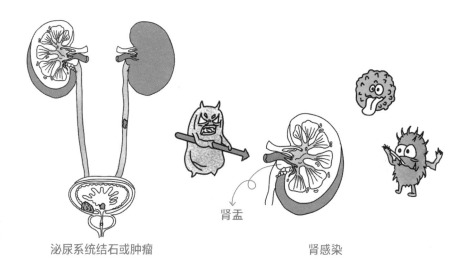

泌尿系统结石或肿瘤   肾盂   肾感染

> > > > > > > >

由于肾是药物代谢和排泄的主要器官之一，围手术期患者自身疾病、手术创伤、机体应激反应和麻醉药等均可影响肾功能。尿量可以反映肾灌注和微循环灌注状况，麻醉和手术过程中尿量应维持在 0.5 毫升 /（千克·小时）以上。

尿液是怎样排出的
——排尿反射

尿液的排出主要依靠排尿反射。 排尿反射的主要因素是膀胱内压的升高。

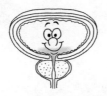

膀胱内压10厘米水柱

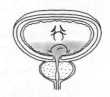

尿量增加到400~500毫升时
膀胱内压超过10厘米水柱

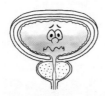

尿量增加到700毫升时
膀胱内压增加到35厘米水柱

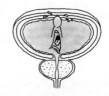

膀胱内压达到70厘米水柱以上

当膀胱内尿量充盈达一定程度时（400～500毫升或以上），膀胱壁的牵张感受器受到刺激而兴奋。冲动沿盆神经传入，到达排尿反射初级中枢；同时，冲动也上传到脑干和大脑皮层的排尿反射高级中枢，并产生尿意。排尿反射进行时，冲动沿盆神经传出，引起逼尿肌收缩、尿道内括约肌松弛，于是尿液进入后尿道。这时尿液还可以刺激后尿道的感受器，冲动沿传入神经再次传到脊髓排尿中枢，进一步加强其活动，使尿道外括约肌开放，于是尿液被强大的膀胱内压（可高达 150 厘米水柱）驱出，这是一个正反馈过程，它使排尿反射一再加强，直至膀胱内的尿液排完为止。

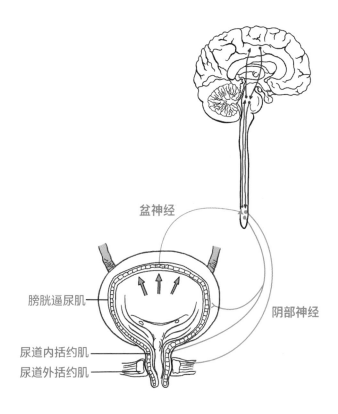

盆神经

膀胱逼尿肌

阴部神经

尿道内括约肌

尿道外括约肌

\>>>>>>>>>

全身麻醉可导致全身肌肉组织松弛，同时可抑制膀胱逼尿肌的收缩，膀胱内有尿液时无法通过膀胱逼尿肌的收缩来排空尿液，可引起尿潴留，从而导致尿失禁。对于一些时间较长的手术，往往需要插导尿管，在麻醉药物代谢后膀胱逼尿肌的收缩功能即可恢复。

"望而知之，谓之神。"古人不仅观察，甚至尝尿识病，现在尿常规已成为体检时的常规项目，尿常规包括哪些检测内容呢？

人体两肾每昼夜生成的原尿量（在血液流经肾小球毛细血管时，除蛋白质分子外的血浆成分被滤过进入肾小囊而形成的超滤液即原尿）可达 180 升，而终尿量仅为 1.5 升左右，表明约 99% 的水被肾小管和集合管重吸收，只有不到 1% 被排出体外。此外，原尿中的葡萄糖和氨基酸主要在近端小管被全部重吸收，部分无机盐（如 Na^+、Ca^{2+}）和尿素等可不同程度地被重吸收，而肌酐、H^+ 和 K^+ 等则可被分泌到小管液中排出体外。原尿经过肾小管和集合管的重吸收，剩下的**水、无机盐、尿素、肌酐及尿酸**等就形成了尿液。

所以，我们平时体检所做的尿液检查实际就是对尿液进行分析，它主要包括三个方面。第一，尿液的外观；第二，尿液的化学（干化学）检查，即检查尿液中的化学成分，也就是我们现在所说的尿常规十项，包括尿胆原、尿糖、比重、尿亚硝酸盐、尿白细胞酯酶、尿胆红素、尿蛋白、尿酮体、尿酸碱度、尿隐血；第三，尿沉渣检查，包括采用流式技术结合染色进行的仪器分析和显微镜下观察的人工检测。通过这些项目的检测，可以初步判断是否患有泌尿系统甚至全身性疾病。

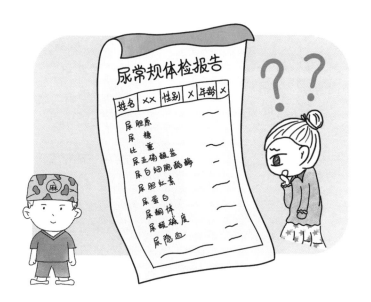

> > > > > > > > >

通过术前尿常规检查可以了解患者肾功能状况，对于肾功能减退或不全的患者，麻醉耐受性较差，术后容易出现肾功能不全加重。

六

什么是
血尿和蛋白尿
—— 尿液成分异常

"横看成岭侧成峰，远近高低各不同。"有些情况下我们肉眼就可以识别血尿和蛋白尿，但最终要通过尿常规检测来进一步明确诊断！

血尿：轻者仅镜下发现红细胞增多，称为镜下血尿；重者外观呈洗肉水样或含有血凝块，称为肉眼血尿。

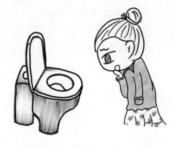

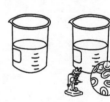

>>>>>>>>

蛋白尿：正常情况下，由于肾小球滤过膜的滤过作用和肾小管的重吸收作用，健康人尿中蛋白质（多指分子量较小的蛋白质）的含量很少，每日排出量小于150毫克，尿常规检查时，尿蛋白为阴性。如尿常规检测为尿蛋白阳性，即蛋白尿，甚至出现啤酒样泡沫尿，应高度重视并及时就医。如果尿蛋白含量 ≥ 3.5克 / 24小时，则称为重度蛋白尿。

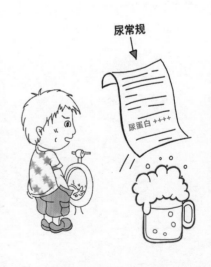

尿常规

尿蛋白 ++++

七
血尿和蛋白尿
形成的原因
——肾小球滤过膜

"浮云富贵非公愿，只愿公身健。" 正常情况下，尿液中是没有蛋白质和血细胞成分的，如果出现了血尿和蛋白尿，这是机体发出的报警信号，一定要高度重视哦！

当血液流经肾小球毛细血管时，血液中的成分必须通过一层膜的结构才能进入到肾小囊，再通过肾小管和集合管的重吸收和分泌，最终形成尿液排出。这层膜就是**滤过膜**。由于滤过膜对血浆有选择性通透的作用，使得血液中的蛋白质和红细胞不能滤过到肾小囊而从尿液排出。一般情况下，只有分子量在 70 000 道尔顿以下的物质可以通过滤过膜，如水、电解质、葡萄糖、多肽和尿素。所以，正常情况下不会出现蛋白尿和血尿！

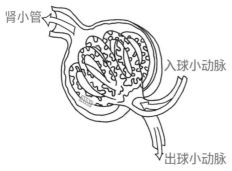

肾小管
入球小动脉
出球小动脉

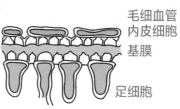

毛细血管内皮细胞
基膜
足细胞

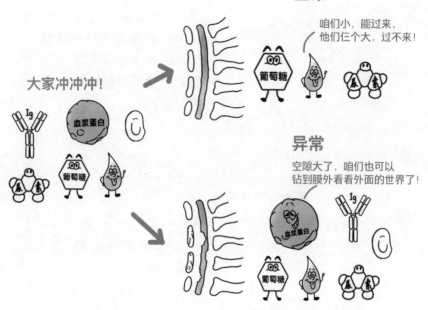

正常

咱们小，能过来，他们仨个大，过不来！

大家冲冲冲！

异常

空隙大了，咱们也可以钻到膜外看看外面的世界了！

但是，一些肾脏疾患可导致滤过膜的屏障受损，使肾小球滤过膜对血浆蛋白的通透性增加，肾小球滤液中蛋白质含量增加，如果超过肾小管重吸收能力，便可出现蛋白尿。甚至红细胞可经过滤过膜漏出，形成血尿。

> > > > > > > >

肾功能障碍患者，尤其是晚期肾病患者，常并存多器官功能衰竭。对于此类患者，麻醉医生应充分了解术前透析的益处和限制以及麻醉药的药理学特性，纠正水、电解质功能紊乱，以提高患者对麻醉手术的耐受性。

八

大量饮水后为何尿量增加

—— 水利尿

"长川豁中流，千里泻吴会。"当我们一次大量饮水 1 000 毫升以上时，会引起尿量明显增多，这种现象称为水利尿。一般正常人一次饮用 1 000 毫升清水后，约过 0.5 小时，尿量就开始增加，到第 1 小时末，尿量达最高值，随后尿量减少，2 ~ 3 小时后，尿量恢复到原来水平。水利尿是怎样形成的？

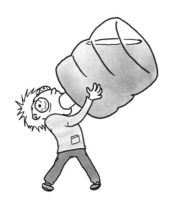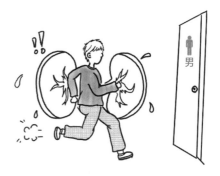

大量饮水后由于血液被稀释，血浆晶体渗透压降低，血容量增加，引起抗利尿激素（ADH）分泌减少，肾远曲小管和集合管对水的重吸收减少，尿量增加。

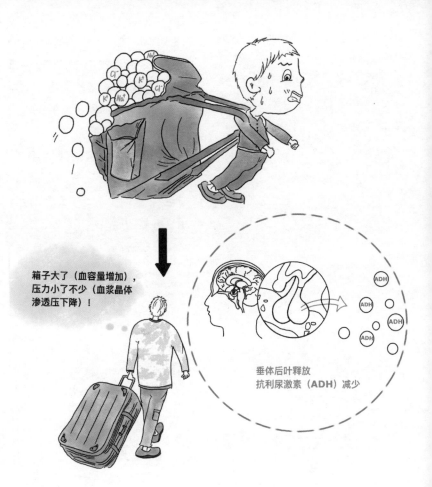

箱子大了（血容量增加），
压力小了不少（血浆晶体
渗透压下降）！

垂体后叶释放
抗利尿激素（ADH）减少

第七章 | 畅通无阻
——泌尿

九

冬天尿频
是什么原因
——尿生成的调节

人们往往冬天比夏天尿量多，这是为什么呢？

人体的水分可以通过皮肤、呼吸道、消化道、肾排出，其中主要以汗液和尿液这两种形式排出。夏天天气炎热，大量出汗使身体摄入的水分主要通过皮肤排出，而冬天天气寒冷，排汗减少，水分主要通过肾排出。所以，冬天尿频可能是生理性的，但如果伴随其他症状，也要考虑病理性原因。

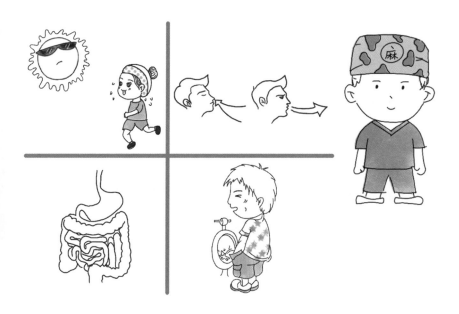

生理性原因：冬天由于天气寒冷，排汗减少，人们摄取的绝大部分水分通过尿液的形式排出。

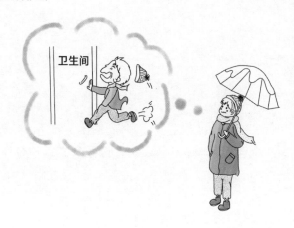

病理性原因：当冬天出现尿频时，还需要考虑是否合并尿急、尿痛、血尿等症状，如果出现这样的情况，要排除是否存在尿路感染等原因。

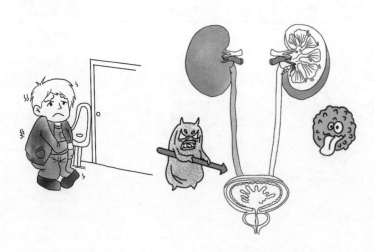

172

憋尿的危害有哪些
——排尿反射

"不经一番寒彻骨，怎得梅花扑鼻香。"成功需要磨砺和忍耐，然而尿可不能忍，长期憋尿对膀胱、输尿管、肾等都会造成不同程度的危害，严重者甚至会导致尿路感染、前列腺炎等泌尿系统疾病。

>>>>>>>>>

1. 对膀胱的危害

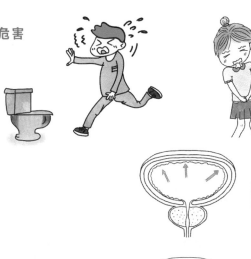

膀胱扩张，膀胱壁变薄

膀胱充血

膀胱压力过高

正常膀胱

2. 对膀胱上方输尿管、肾的危害

会发生尿液逆行，导致输尿管炎症、肾炎。

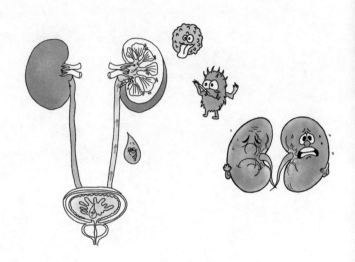

3. 引起相应的肌肉功能障碍

膀胱逼尿肌障碍会引起排尿困难，发生尿潴留。

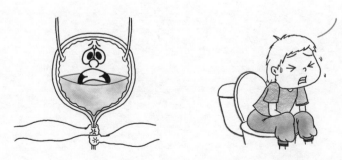

174

4. 对整个泌尿系统的危害

长时间憋尿对整个泌尿系统都会产生一定的损害，如排尿困难、尿液沉积产生尿路结石等。

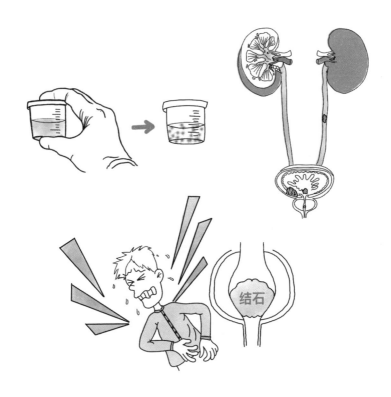

十一
别再让肥胖"虐待"你的肾脏！
—— 滤过屏障

"云想衣裳花想容，春风拂栏露华浓。"控制体重不仅使人美丽，也有利于保持脏器的正常功能。在临床上常用体质指数和腰围作为判断肥胖的建议诊断指标。体质指数是指体重（千克）除以身高（米）的平方所得之商，体质指数过大主要反映全身性超重和肥胖。在我国，成年人体质指数为 24 可视为超重界限、28 为肥胖界限。腰围主要反映腹部脂肪的分布，成年男性腰围不宜超过 85 厘米，成年女性腰围不宜超过 80 厘米。**肥胖会给机体造成诸多不良影响，如高血压、糖尿病的风险明显升高，肥胖还会增加肾脏的负担！**

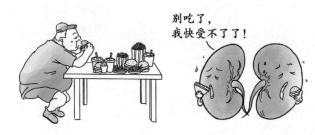

别吃了，我快受不了了！

>>>>>>>>>

原因之一：肥胖可使肾小球滤过率、肾血流量、肾小球滤过分数增高，导致内皮细胞、基膜、足细胞损伤，破坏肾小球滤过膜，导致蛋白质滤出。

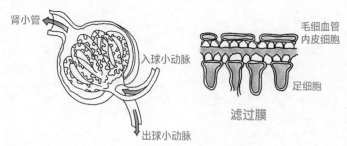

肾小管　　入球小动脉　　出球小动脉　　毛细血管内皮细胞　　足细胞　　滤过膜

原因之二： 由球旁器的球旁细胞合成、储存和释放的肾素，可以催化血浆中的血管紧张素原转变为血管紧张素Ⅰ（AngⅠ）。血管紧张素Ⅰ在血管紧张素转换酶作用下生成血管紧张素Ⅱ（AngⅡ）。血管紧张素Ⅱ可刺激肾上腺皮质球状带合成和分泌醛固酮。这一系统称为肾素－血管紧张素－醛固酮系统（RAAS）。人体肥胖时，肾脏的管球反馈失衡，髓袢重吸收钠增加，可加重 RAAS 系统过度活化，最终导致肾脏血流动力学异常，入球小动脉扩张，出球小动脉收缩，球内压升高，足细胞损伤，系膜基质增生，肾小球基底膜扩张。

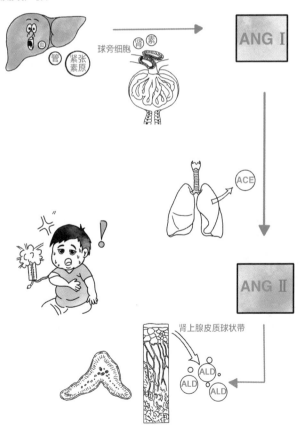

原因之三：脂肪组织可释放多种脂肪因子，促进细胞增生、肾纤维化。

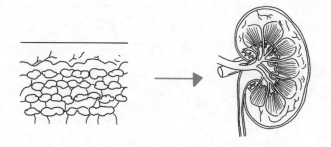

>>>>>>>>

原因之四：肥胖患者往往伴有血脂紊乱、高血压、高血糖和高尿酸血症等，这些均是慢性肾脏病发生发展的独立危险因素。

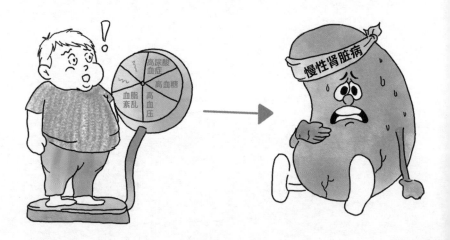

>>>>>>>>

知道了这些危害，减肥刻不容缓！

十二
长期滥用保健品，肾脏超负荷运转！
——肾脏的功能

"莫道桑榆晚，为霞尚满天。"保健品常被认为是获得健康的一个捷径，很多人会服用各种保健品，尤其是老年群体。我们应该提醒身边的老年人，选择保健品一定要慎重！

肾脏具有排毒功能，服用的保健品大多通过肝脏解毒、肾脏排出才能完成在人体内的吸收代谢过程。这无形之中给肾脏正常的代谢工作增加了额外的负担。

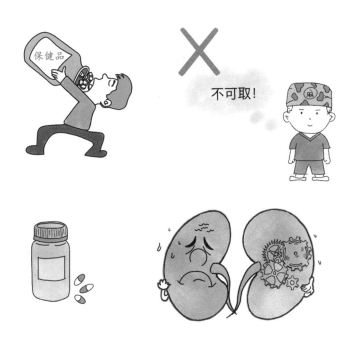

保健品中的某些成分可以对肾脏产生直接毒性作用。

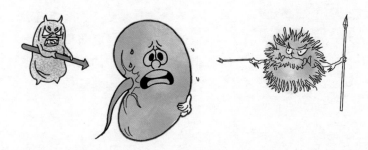

服用保健品的人群多集中于老年人和一些亚健康的中年人。这些人群肝肾功能相对较差，甚至有慢性肾脏病等基础疾病，长期大量服用不明成分的保健品会加重肾脏的负担，所以保健品的选择要根据自身实际情况，把握适度，切忌烂补、过补。

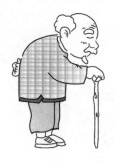
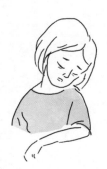

>>>>>>>>

麻醉前对患者的肾功能进行评估极为重要。对老年人和伴有高血压、动脉硬化、糖尿病等其他基础疾病的患者应该特别注意，这些人群对麻醉手术的耐受性较差，易并发肾功能不全。

吃了过咸的食物后尿量减少的原因
——尿生成的调节

"盐车重，盐车重，官骥牵不动。"菜里盐放多了，除了感觉口渴外，尿量还会减少，这是什么原因呢？

摄入较多的食盐会使细胞外液的渗透压升高，一方面兴奋下丘脑的视上核渗透压感受器和渴中枢，反射性引起口渴的感觉，机体

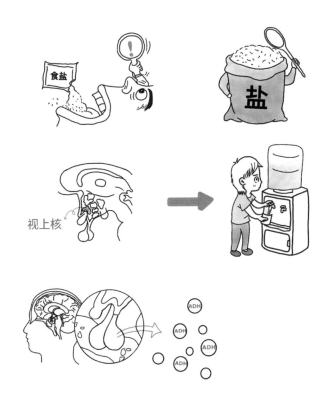

视上核

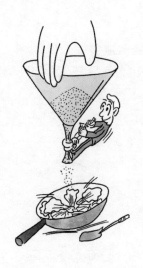

主动饮水以补充水分的不足；另一方面促使抗利尿激素分泌增多，增强了肾脏远曲小管和集合管对水的重吸收，减少水的排出，所以尿量就会减少。

吃得太咸最大的危害就是容易出现高血压，所以平时饮食一定要注意清淡，积极控制盐的摄入量！

十四
每天喝
多少水有益于健康
——机体水平衡

"上善若水，水善利万物而不争。"水是机体中含量最多的成分，对维持人体正常生理活动发挥重要作用。①促进物质代谢；②调节体温；③润滑作用；④以结合水的形式存在，与蛋白质、黏多糖和磷脂等相结合，发挥其复杂的生理功能。通过饮水可补充人体所必需的水分，有利于稀释血液，提高代谢能力，促进排尿，促使有害物质排出体外。

喝水少会导致尿量减少，容易使毒素堆积，增加细菌在体内繁殖的机会，严重者还会出现泌尿系感染。

机体排出水分的途径有四个：消化道（粪便）、皮肤（显性汗和非显性蒸发）、肺（呼吸蒸发）和肾（尿）。每日由皮肤蒸发的水分（非显性汗）约500毫升，通过呼吸蒸发的水分约

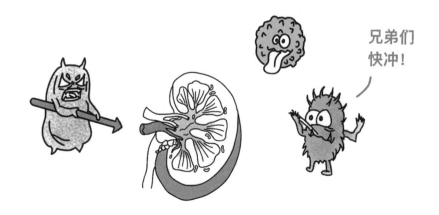

兄弟们
快冲！

350 毫升，经粪便排出的水分约 150 毫升，由尿排出的水分为 1 000 ~ 1 500 毫升。因此，要维持水分出入量的平衡，**每日需水 1 500 ~ 2 000 毫升**，称为日需要量。

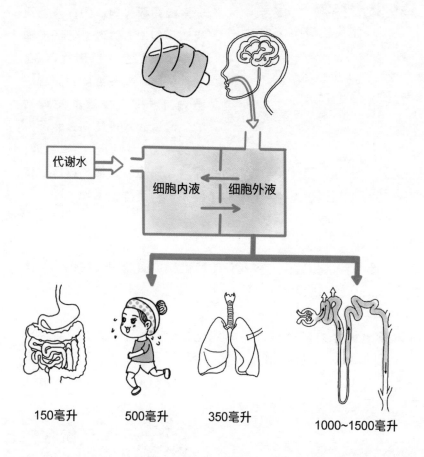

代谢水

细胞内液　细胞外液

150毫升　　500毫升　　350毫升　　1000~1500毫升

>>>>>>>>

麻醉术前访视时，麻醉医生可通过了解患者的饮食、摄水量、尿量、失血量和出汗量，有无呕吐、腹泻病史及口渴感等，对患者的体液状态进行初步评估。

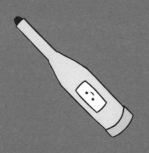

第八章

冷暖自知

——体温

如何正确测量体温
——体核温度

"竹外桃花三两枝，春江水暖鸭先知。"人们通常都是将水银体温计放在腋下或者口腔进行体温测量，那为什么不在其他部位测量体温呢？

人体各部位的温度并不相同。机体表层的温度称为**体表温度**，体表各处的温度差异很大，而且易受环境温度变化的影响。机体深部温度称为**体核温度**，受环境温度变化的影响较小，比较稳定。**体温**是指机体深部的平均温度。体核温度测量起来比较困难，**临床上通常测量口腔、直肠和腋窝的温度来反映体温**。那这些部位温度正常值是多少，测量时又需要注意些什么呢？

通常**直肠温度**接近于深部温度，其正常值为 36.9 ~ 37.9℃，测量时温度计应插入直肠 6 厘米以上才能比较接近体核温度。

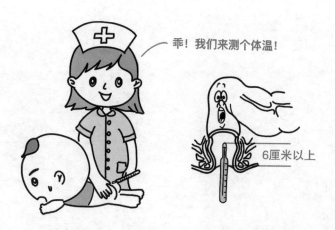

乖！我们来测个体温！

6厘米以上

口腔温度的正常值为 36.7 ~ 37.7℃，测量时将温度计含于舌下。测量比较方便，临床上比较常用。但口腔温度易受经口呼吸及进食食物的温度等因素影响，测量时要注意避免这些干扰因素。此外，对于不能配合测量的患者，如哭闹的小儿和精神病患者，则不宜测量口腔温度。

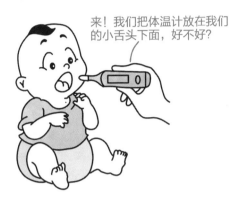

来！我们把体温计放在我们的小舌头下面，好不好？

腋下温度的正常值为 36.0 ~ 37.4℃，测量时需注意要让被测者将上臂紧贴胸廓，使腋窝紧闭，形成人工体腔。机体内部的热量经过一定的时间传导至腋下，使腋下的温度升高至接近于体核温度。因此，测量腋下温度的时间一般较长，需要持续 5 ~ 10 分钟，同时还应注意保持腋下干燥。测量腋下温度方便易行，在临床上和日常生活中被广泛应用。

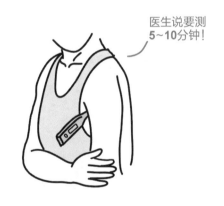

医生说要测5~10分钟！

> > > > > > > >

围手术期体温监测可量化麻醉、手术期间体温变化的程度，提高麻醉的可控性及安全性。

二

体内温度最高的器官是什么
——器官温度

"已成诗句墨痕干，肠热终难压胆寒。"为何人们总说"热心肠""古道热肠"呢？人体各个部分的温度相同吗？哪一个器官的温度最高呢？

器官的温度其实和细胞的新陈代谢有关。人体器官中，肝和脑的代谢最旺盛，因此温度也最高，约 38℃；肾、胰腺及十二指肠等器官温度略低；直肠的温度则更低，约 37.5℃。由于机体核心部分各个器官通过血液循环交换热量而使温度趋于一致，因此，核心部分的血液温度可代表体核温度的平均值。

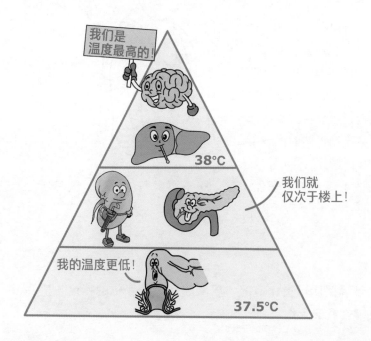

我们是温度最高的！

38℃

我们就仅次于楼上！

我的温度更低！

37.5℃

体表温度各部位也有差异。一般来说，环境温度为 23℃时，越靠近躯干和头部，温度越高；而越靠近四肢终端，温度越低。

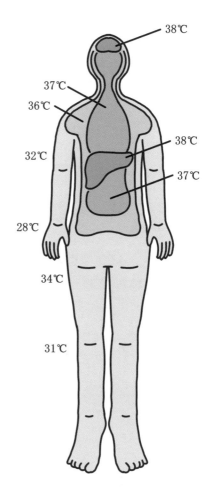

38℃

37℃

36℃

32℃

28℃

34℃

31℃

38℃

37℃

三
为何天冷会打寒战
——产热

"地白风色寒，雪花大如手。"寒冷的冬天，一阵冷风吹过，人们会忍不住地打寒战，裹紧身上的衣服，这种简单的反应和动作，蕴含着很有趣的生理调节机制。

这是因为人和其他恒温动物一样，需要保持体温稳定，寒冷的冬天就需要增加机体的产热量，或者改变环境的温度，才能保持体温稳定，机体是如何产热的呢？

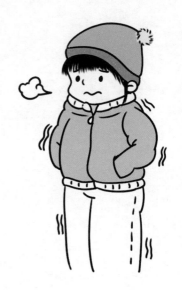

体内任何器官、组织的代谢活动都会产生热量，不同的器官、组织因代谢水平不同而产热量各异。**安静状态下，机体的主要产热器官是内脏器官（特别是肝脏），占总产热量的 56%；运动或劳动时，主要的产热器官是骨骼肌，占总产热量的 90%，可比安静时高 10 ～ 15 倍。**所以，劳动或运动时，我们会感到比安静的时候热。

机体主要通过**战栗产热**和**非战栗产热**来增加产热量以维持体温。战栗的本质是骨骼肌发生不随意的节律性收缩，在屈肌和伸肌同时收缩时，基本上不做外功，但产热量可以大大增加。此外，机体的所有组织器官都能进行非战栗产热，但以褐色脂肪组织的产热量最大，约占非战栗产热总量的 70%。**这就是天气变冷时我们忍不住打寒战的原因，其实是机体在进行自我调节以维持恒温的一种快捷高效的产热方式。**

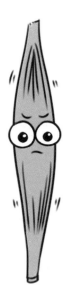

四
为何天热会出汗
——散热

"小扇引微凉，悠悠夏日长。"一到炎热的夏天，大家就容易出汗，通过吹空调、吹电扇、扇扇子等方式降温，以增加机体的散热而保持体温恒定，那么人体自身是怎样散热的呢？

机体的主要散热部位是皮肤，大约 90% 的产热经皮肤散失。皮肤的表面积大，大部分热量通过皮肤表面的**辐射、传导、对流和蒸发**等方式散发于外界；一小部分热量随呼出气及尿、粪等排泄物散发到体外。

辐射散热是指体热以发射红外线的形式传给外界较冷物体的一种散热方式。**传导散热**是指机体的热量直接传给与皮肤接触的温度较低的物体的过程，比如临床上常利用冰袋、冰帽为患者降温就是利用传导散热。**对流散热**是指通过气体或液体的流动来交换热量的过程，比如夏天扇扇子就是利用了对流散热。这三种散热方式均是在皮肤温度高于环境温度时的主要散热方式！

> > > > > > > >

当环境温度等于或高于皮肤温度时，上述三种散热方式将失去作用，蒸发散热便成为机体散热的唯一方式，包括不感蒸发和发汗。

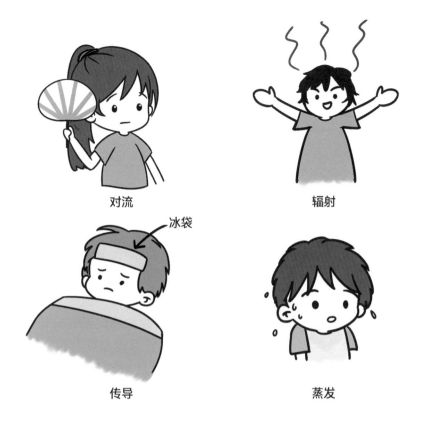

对流

辐射

冰袋

传导

蒸发

不感蒸发是指体内水分直接透出皮肤和呼吸道黏膜，在形成明显的水滴之前就被蒸发出去的一种散热方式，它与汗腺的活动无关。不感蒸发是一种自然的水分蒸发，即使在非常冷的环境中，也会依然持续地进行。随着环境温度升高，不感蒸发量随之增加。

发汗是指汗腺分泌汗液的活动。汗液在皮肤表面以明显的汗滴形式蒸发散热，故发汗又称为可感蒸发。人在安静状态下，当环境温度达到（30±1）℃时便开始发汗。人在进行劳动或运动时，气温虽在20℃以下，亦可出现发汗。这就是在炎热夏天人们大汗淋漓的原因了！

五

人的体温是
如何维持恒定的
——体温调节

"千山鸟飞绝，万径人踪灭。孤舟蓑笠翁，独钓寒江雪。"我们都知道，即使是在寒冷的冬天，人的体温也能维持恒定，而一些两栖类动物如青蛙等则无法做到这一点，这其中的奥秘是什么呢？

人是恒温动物，当环境温度发生变化时，有赖于体温调节系统控制下的产热和散热之间的平衡以维持体温恒定。人们用**调定点（set-point）学说**加以解释。调定点学说认为，体温的调节类似于恒温器的调节。**视前区－下丘脑前部温度敏感神经元的感受阈值，在体温调节中起调定点的作用，决定着体温恒定的水平。**

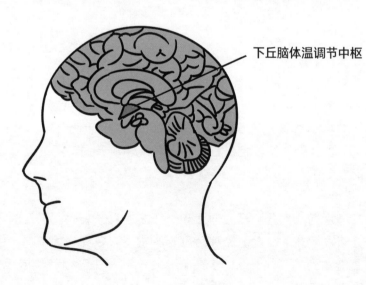

下丘脑体温调节中枢

如果调定点的数值设定为 37℃，则当体温超过37℃ 时，热敏感神经元活动增 加，散热大于产热，使升 高的体温降回到37℃，然 后产热和散热达到平衡； 当体温低于37℃时，热 敏感神经元活动减弱，冷

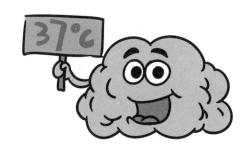

敏感神经元活动加强，产热大于散热，使降低了的体温回升到 37℃，然后产热和散热达到平衡，这样就可使体温较稳定地维持 在37℃的水平上。调定点水平是由视前区－下丘脑前部热敏神经 元和冷敏神经元之间相互制约而又协调的活动形成的。无论何种 原因，只要改变视前区－下丘脑前部温度敏感神经元的状态，就 会引起调定点位移，而由它所调定的体温水平也随之升降。

依据调定点学说，如细菌感染所致的发热，就是在致热原作用下， 调定点上移至39℃（正常体温为37℃左右），使冷敏感神经元兴 奋，引起畏寒甚至战栗的产热反应，体温升高，表现为发热。只 有体温超过39℃时，才使热敏感神经元兴奋，在此水平上保持产 热与散热的平衡，使体温维持于39℃。只要致热原不清除，产热和 散热过程就继续在新的水平上保持平衡。可见，发热时体温调节功 能并无障碍，只是因为调定点上移，才把体温调到一个高水平上。

> > > > > > > >

麻醉和手术期间，手术室环境温度、患者脏器和肢体大面积长时 间暴露、大量补液及麻醉药对机体体温调节功能的影响均可引起 体温变化。因此，在体温监测的指导下，麻醉手术过程中既要防 止出现低体温，也要警惕体温升高或恶性高热的发生。

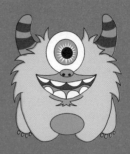

第九章

耳通目达

——感官

痛觉的存在有必要吗

——疼痛的意义

"病骨秋增痛，衰容日减华。"很多人因为怕痛而很羡慕没有痛感的人，那么没有痛感真的值得羡慕吗？其实这类人可能患有先天性无痛无汗症。

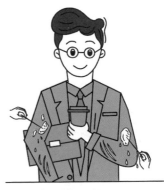

先天性无痛无汗症

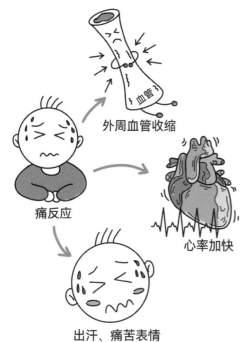

外周血管收缩

痛反应

心率加快

出汗、痛苦表情

疼痛是一种与组织损伤或潜在损伤相关的不愉快的主观感觉和情感体验，是大多数疾病的共有特征。疼痛时不仅有痛觉，还伴随机体的反应（即痛反应），如腹肌紧张性增强、出汗、痛苦表情、外周血管收缩、心率加快、瞳孔扩大、血压升高、恐惧、呻吟和烦躁不安等。

疼痛可为机体提供受到伤害的报警信号，使机体迅速做出逃避或防御反应。先天性无痛无汗症是一种极为罕见的常染色体隐性遗传病，患者自出生以来，任何情况下身体的任何部位均感觉不到疼痛。所以，先天性无痛无汗症患者对伤害性刺激失去防御和保护反应，并且缺乏自我保护意识，身体经常受到外伤，发生反复多发无痛性骨折，严重危害患者健康。

>>>>>>>>>

随着麻醉药物和技术手段的快速发展，舒适化医疗的理念应运而生，我们提倡让患者在安全、无痛、舒适的状态下接受医学检查和治疗，使患者在整个就医过程中感受到心理和生理上的放松，无痛感、无恐惧。

二

为何一些内脏疾病会引起体表特定部位疼痛
——牵涉痛

"城门失火，殃及池鱼。"有时候内脏器官的疼痛会引起体表某些特定部位疼痛，如心肌缺血会引起左肩部和左上臂疼痛，这是为什么呢？

这种情况其实是发生了牵涉痛。**牵涉痛**是指某些内脏疾病引起的特殊体表部位发生疼痛的现象。例如，胆囊病变时右肩会出现疼痛；心肌缺血时，会有心前区、左肩和左上臂疼痛；阑尾炎早期有上腹部或脐周疼痛；胃溃疡和胰腺炎时会有左上腹和肩胛间疼痛。这些体征对内脏疾病的诊断有一定的临床意义。

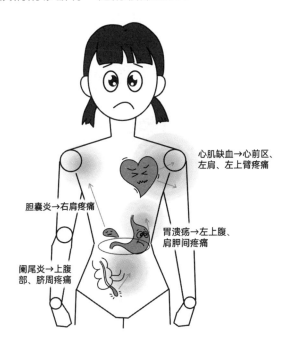

心肌缺血→心前区、左肩、左上臂疼痛

胆囊炎→右肩疼痛

胃溃疡→左上腹、肩胛间疼痛

阑尾炎→上腹部、脐周疼痛

那么，牵涉痛是如何发生的呢？目前，我们用会聚学说和易化学说来解释牵涉痛的机制。**会聚学说**认为，来自内脏和体表的痛觉传入纤维在感觉传导通路的某处相会聚，终止于脊髓内共同的神经元，再通过共同通路上传。**易化学说**则认为，来自内脏和体表的痛觉传入纤维投射到脊髓内邻近的不同神经元，由内脏传来的冲动可提高躯体感觉神经元的兴奋性，使其更容易产生致痛信号，从而产生牵涉痛。

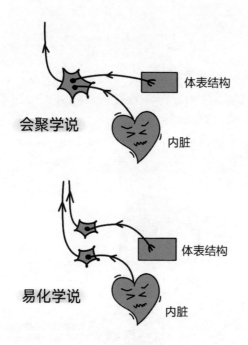

> > > > > > > > >

牵涉痛病因未明确前不应轻易使用镇痛药，对于精神紧张或受心理因素影响较强的疼痛患者，可以用镇痛药配合心理疗法。

三

从暗处进入明处，为何会感到强光耀眼看不清楚
——明适应

"月黑见渔灯，孤光一点萤。"黑暗中的光明会显得更突出，当人长时间在暗处而突然看到亮光时，最初会感到一片耀眼的光亮，但不能看清物体，稍待片刻后才能恢复视觉，这种现象称为明适应。

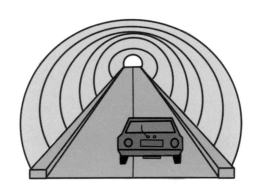

明适应的产生是因为人的视网膜的两种感光细胞：**视杆细胞和视锥细胞**，两种细胞内都含有视色素，能在光的作用下产生光化学反应。视杆细胞只有一种视色素，称为视紫红质，而视锥细胞有三种不同的视色素，统称为视锥色素，它们不仅是产生光感的物质基础，也是产生色觉的物质基础。

视紫红质由 1 分子视蛋白和 1 分子视黄醛的生色基团组成。在暗处，视黄醛与视蛋白相连接，当视网膜受到光照后，视黄醛发生构型变化，并与视蛋白分离，在这一过程中，视紫红质失去颜色，称为**漂白**。

明适应的进程很快，通常在几秒内即可完成。其机制是由于视杆细胞在暗处蓄积了大量的视紫红质，进入亮处遇到强光时迅速分解，因而产生耀眼的光感。只有在较多的视杆色素迅速分解之后，对光相对不敏感的视锥色素才能在亮处感光而恢复视觉。

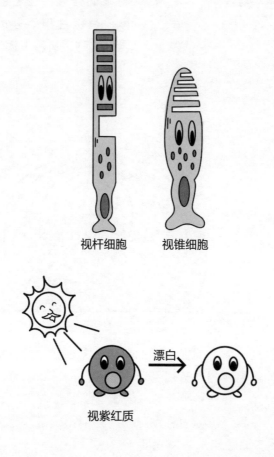

视杆细胞　　视锥细胞

漂白→

视紫红质

四

从明处进入暗处，为何眼睛需要适应一会儿才能看清

——暗适应

"七八个星天外，两三点雨山前。"人类非常自然地适应白天与黑夜的转换，甚至黑夜中也可以有如此清晰敏锐的感知，但如果从光亮处突然进入黑暗的环境时会看不清任何东西，需要适应一段时间才能逐渐看清物体，这是为什么呢？

这种现象称为暗适应，完全的暗适应过程为 30 ~ 40 分钟。暗适应是人眼在暗处对光的敏感度逐渐提高的过程。由于在亮处时视杆细胞中的视紫红质大量分解，剩余量很少，在暗处时对光的敏感度下降，所以刚进入暗处时不能视物。经过一定时间后，视紫红质的合成逐渐增多，对暗光的敏感度逐渐提高，恢复在暗处的视觉。

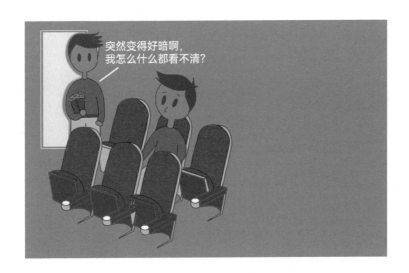

五

什么是近视、远视以及散光
——眼的折光异常

"眉如远山横，眼若水波媚。"眼睛是心灵的窗户。近年来随着手机等电子产品的普及，近视越来越年轻化，很多小学生也戴上了近视眼镜。无论近视还是远视，一般都会选择配镜纠正视力，我们就来说说常见的几种眼睛折光异常以及如何纠正。

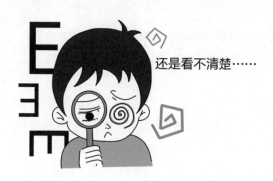

还是看不清楚……

外界物体在视网膜上形成物像是通过眼的折光系统完成的，入眼光线在到达视网膜之前，须前后通过角膜、房水、晶状体和玻璃体4种折射率不同的折光体，以及折光体的前、后表面所构成的多个屈光度不等的折射界面。

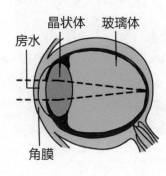

晶状体　玻璃体

房水

眼的折光系统

角膜

近视是指看远物不清楚，只有当眼睛距物体较近时才能看清，其发生是由于眼球前后径过长或折光系统的折光能力过强所致。近视眼看远物时，因远物发出的平行光线被聚焦在视网膜的前方，所以在视网膜上形成的像是模糊的。**近视眼可用凹透镜加以矫正。**

远视是由于眼球的前后径过短或折光系统的折光能力过弱，来自远物的平行光线聚焦在视网膜的后方，因而不能在视网膜上形成清晰的像。由于远视眼不论看近物还是看远物都需要进行调节，故易发生调节疲劳，尤其是近距离作业或长时间阅读时。**远视眼可用凸透镜加以矫正。**

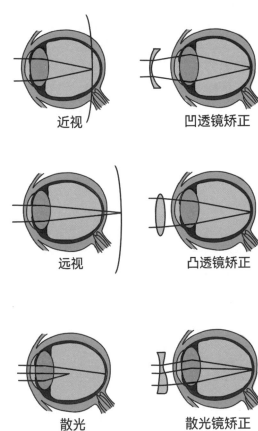

近视　　　　　　　凹透镜矫正

远视　　　　　　　凸透镜矫正

散光　　　　　　　散光镜矫正

散光是由于角膜表面不同经线上的曲率不等所致，入射光线中部分经曲率较大的角膜表面折射而聚焦于视网膜之前，部分经曲率正常的角膜表面折射而聚焦于视网膜上，还有部分经曲率较小的角膜表面折射而聚焦于视网膜之后。因此，平行光线经过角膜表面入眼后，不能聚焦于同一平面上，造成视物不清或物像变形。**规则散光可用柱面镜加以矫正。**

>>>>>>>>

全身麻醉手术过程中，由于麻醉药的作用，患者中枢神经系统受到抑制，处于无意识状态，肌肉松弛无力，保护性反射作用消失或减弱，基本上失去了自主调节能力，部分患者不能自主闭眼，角膜长期暴露在空气中引起角膜损伤，患者麻醉清醒后易出现眼睛刺痛、流泪、视物模糊等。因此，在全身麻醉完成后，可先在眼内结膜囊处涂上四环素眼膏，将患者双眼闭合，然后用手术贴膜分别将每只眼睛的上、下眼睑贴合在一起，同时也要注意手术体位等因素对眼部的压迫。

六

为什么捂住耳朵还能听清自己说的话

—— 气传导和骨传导

"石楠深叶里，薄暮两三声。"对于这样从远处传来的声音，我们捂上耳朵就听不见了，但自己说的话捂住耳朵还能听清，这是因为声音从外界传到耳内产生听觉有两条途径——气传导和骨传导。

声音传入耳内经历了十分复杂的过程。 听觉器官由外耳、中耳和内耳的耳蜗组成，声波通过外耳（耳廓和外耳道）和中耳（鼓膜、听骨链、鼓室和咽鼓管等）的传递到达耳蜗，经耳蜗的感音换能作用，最终将声波的机械能转变为听神经纤维上的神经冲动，后者上传至大脑皮层的听觉中枢从而产生听觉。

声波经外耳道引起鼓膜振动，再经听骨链和卵圆窗膜传入耳蜗，此途径称为气传导，是声波传导的主要途径。 此外，鼓膜的振动也可引起鼓室内空气的振动，再经卵圆窗膜传入耳蜗，这一途径也属于气传导。

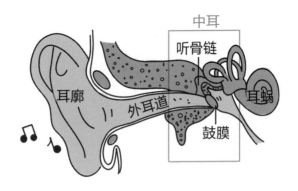

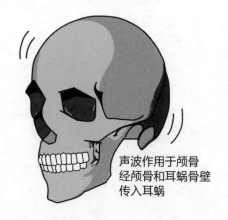

声波作用于颅骨
经颅骨和耳蜗骨壁
传入耳蜗

声波直接作用于颅骨，经颅骨和耳蜗骨壁传入耳蜗，此途径称为骨传导。骨传导的效能远低于气传导，因此，在正常听觉中起的作用极小。当鼓膜或中耳病变引起传音性耳聋时，气传导明显受损，而骨传导却不受影响，甚至相对增强。当耳蜗病变引起感音性耳聋时，气传导和骨传导均异常。临床上可通过检查患者的气传导和骨传导是否正常来判断听觉异常的产生部位和原因。

>>>>>>>>

所以，当我们用双手捂住耳朵自言自语时，能够听见自己的声音，这就是骨传导的作用。一般情况下，麻醉是不会影响听力的，但是部分患者会因听神经受到麻醉药的影响出现暂时性的传导受阻，导致听力暂时下降，随着麻醉药效逐渐减退，听力即可逐渐恢复正常。

七
为什么
中耳炎会影响听力
—— 中耳

"耳鸣疑暮角，眼暗助昏霾。"上呼吸道感染、游泳呛水、不当的喂乳方式等，皆可能使病毒和细菌通过鼻咽部，经咽鼓管途径进入中耳，诱发中耳炎。中耳炎患者常有听力下降、耳痛、耳鸣、耳流脓等症状。中耳炎时为何会影响听力呢？

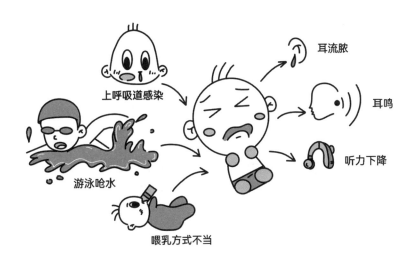

中耳由鼓膜、听骨链、鼓室和咽鼓管等结构组成，中耳的主要功能是将声波振动能量高效地传给内耳，其中鼓膜和听骨链在声音传递过程中还起增压作用。鼓膜很像电话机受话器中的振膜，是一个压力承受装置。听骨链由锤骨、砧骨及镫骨依次连接而成，三块听小骨形成一个固定角度的杠杆，因而能量传递过程中惰性最小，效率最高。鼓膜的有效振动面积为 55 平方毫米，而卵圆窗膜的面积只有 3.2 平方毫米，两者之比为 17.2：1，如果听骨链传递声波时总压力不变，则作用于卵圆窗膜上的压强为鼓膜上压强的 17.2 倍。听骨链杠杆的长臂与短臂之比为 1.3∶1，故通过杠杆作用，短臂一侧的压力将增大 1.3 倍。**所以，声波在中耳的传递过程中可明显增压。**

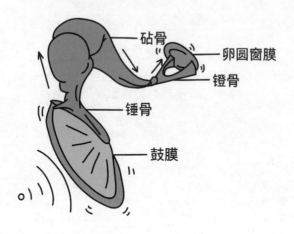

砧骨

卵圆窗膜

镫骨

锤骨

鼓膜

>>>>>>>>

中耳炎患者若炎症累及听小骨，造成听骨链中断，或是累及鼓膜，造成鼓膜穿孔，则中耳的增压和扩音作用完全消失，就会导致听力受损。

第十章

运筹帷幄

—— 神经

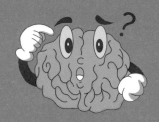

构成神奇大脑的细胞长什么样
——神经元

"溪涨清风拂面，月落繁星满天。"当人们仰望星空时，常惊叹宇宙的浩瀚无垠，殊不知，两耳之间的"宇宙"——我们的大脑同样神奇，而神经元则如同大脑中的繁星，多达上千亿，构成了人类极其复杂的大脑，使人类成为万物之灵。揭示大脑的奥秘是新世纪人类面临的最大挑战。人的大脑就像高级指挥所，协调着感觉、运动功能，形成了学习、记忆、语言等脑的高级认知功能。

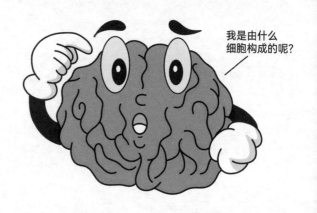

我是由什么细胞构成的呢?

神经系统主要由**神经元和神经胶质细胞**构成，大脑也是哦!

神经元是神经系统最基本的结构和功能单位，分为细胞体和突起两部分。细胞体具有联络和整合输入信息并传出信息的作用。突起有树突和轴突两种，树突短而分支多，直接由细胞体扩张突出，形成树枝状，其作用是接受其他神经元轴突传来的冲动并传给细胞体;轴突长而分支少，为粗细均匀的细长突起，其作用是接受外来刺激，再由细胞体传出。轴突除分出侧支外，其末端形成树枝样无髓鞘包裹的神经末梢。神经末梢分布于某些组织器官内，形成各种神经末梢装置——感觉神经末梢形成各种感受器；运动神经末梢分布于骨骼、肌肉，形成运动终极。

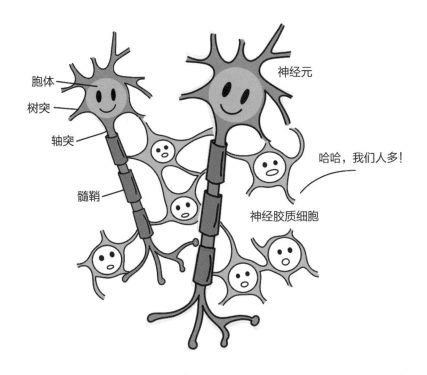

神经胶质细胞的数量远远多于神经元。神经胶质细胞也有突起，但无树突和轴突之分。神经胶质细胞有丰富的功能，不仅连接和支持各种神经成分，还起着分配营养物质、参与修复和吞噬的作用。

二

神经元之间是怎样联系的
——突触的结构

我们的大脑如同一台功能强大的计算机，尽管单个神经元具备精细的信息处理能力，但它们需要通过神经元的相互连接形成特定的神经环路，才能执行某种特别的功能，从而及时传达所形成的指令和信息，神经元之间是怎么联系的？

神经元之间是通过形成突触相互联系的。**突触**是一个神经元的冲动传到另一个神经元或另一细胞间的相互接触的结构。

一个神经元的轴突末梢经过多次分支，最后每一小支的末端膨大呈杯状或球状，叫做突触小体。这些突触小体可以与多个神经元的细胞体或树突相接触，形成突触。

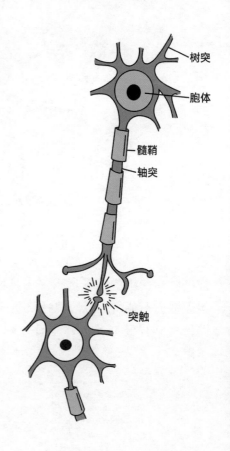

树突

胞体

髓鞘

轴突

突触

经典的突触由突触前膜、突触间隙和突触后膜三部分组成。突触前末梢内含有突触囊泡，囊泡内含有不同类型的神经递质，递质只能由突触前膜释放，通过突触间隙，最终作用于突触后膜。

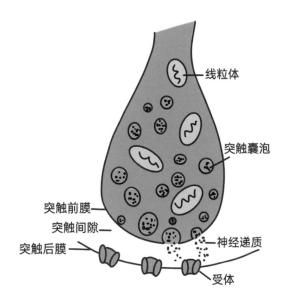

三
神经元之间信息是怎样传递的
—— 突触的功能

"烽火连三月，家书抵万金。"传递信息如此重要，神经元之间信息是怎样传递的呢？

人脑包含大约1 000亿个神经元，每个神经元都有数千个神经突触连接。数亿年的进化使得神经元相互联结而形成复杂的神经网络，人脑才能够在不断变化的环境中及时处理各种复杂信息。突触就像是神经网络中的节点和信息传递的驿站，可以将上一级神经元的信息传递到下一级神经元。

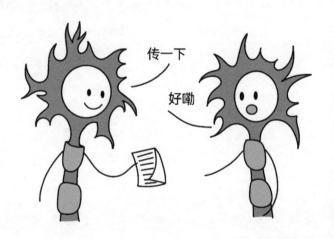

突触的类型比较多，根据所使用的信息传递媒介的不同，可分为化学性突触和电突触两大类。**化学性突触以神经递质为媒介**，当突触前神经元的兴奋传到末梢时，触发前膜上的电压门控钙通道开放，钙离子内流，触发突触囊泡出胞，神经递质被释放入突触间隙，经扩散抵达突触后膜，并作用于其上的特异性受体或递

质门控通道，引起后膜对某些离子通透性的改变，由此产生的电位变化称为突触后电位。**电突触以电流为传递媒介**，冲动扩布较快，信息传递通常具有双向性。

\> \> \> \> \> \> \> \>

全身麻醉时常使用的肌肉松弛药就是选择性作用于神经肌肉接头突触后膜的烟碱型胆碱能受体，阻滞神经肌肉兴奋性，从而产生肌肉松弛作用。

四
神经调节的
基本形式
——反射

"心下踌躇，坐卧不安，如芒刺背。"事实上，如果芒刺真的扎到了背上，我们的身体会在瞬间做出躲避的反应。针扎到手指尖，手会立刻缩回来；手电筒照射眼睛，瞳孔会缩小；用小锤敲打膝盖，小腿会抬起来……这些都是机体对刺激做出的反应，是反射的一种表现。

反射是神经调节的基本形式，是指在中枢神经系统参与下，机体对内、外环境刺激所作出的规律性反应。完成反射需要一些必要的结构，即感受器、传入神经、中枢、传出神经和效应器，这些结构形成了反射弧。

感受器发挥换能作用，通过接受外界的刺激（如声、光、热、机械）并将各种刺激转化为神经冲动（电能、化学能）进行传导，最简单的感受器是游离的神经末梢，复杂的感受器有眼、耳等。神经冲动沿着传入神经纤维传到中枢神经系统，再经**传出神经**传到效应器，反射的效应器一般是骨骼肌和腺体。

人类通过长期的生活经验积累，还能形成复杂的反射。例如，看到酸梅的图案就会流口水；同学们听到上课铃声，就会迅速走进教室；行人听到身后的汽车喇叭声，就会迅速躲避等。

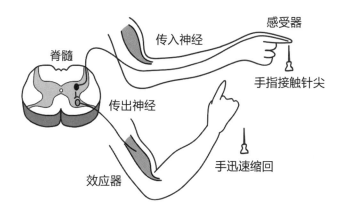

> > > > > > > > >

麻醉及手术操作有时会因为刺激脏器的内脏神经，导致相应神经反射，如胆心反射、眼心反射、气管插管反射等，从而引起血压、心率及呼吸的改变，麻醉医生应及时发现并处理。

五

为何孩子一出生就会吸吮
—— 非条件反射

"十月胎恩重，三生报答轻。"每一个婴儿的成长都离不开母亲的悉心喂养，孩子一出生不需要任何学习和训练就会吸吮母乳，这其实就是一种非条件反射。

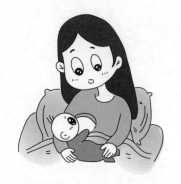

非条件反射是指生来就有、比较固定、数量有限和形式低级的反射活动，如食物反射、防御反射（缩手反射和膝跳反射）等。非条件反射是人和动物在长期的种系发展中形成的，它的建立无须大脑皮层参与，通过皮层下各级中枢就能形成。它使人和动物能够初步适应环境，对于个体生存和种系生存具有重要意义。

反射还有另外一种形式——条件反射，是指通过后天学习和训练而形成的反射。条件反射是人和动物在个体生活过程中按照所处生活环境，在非条件反射的基础上不断建立起来的，形成条件反射的主要中枢在大脑皮层。

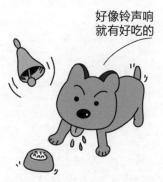

好像铃声响就有好吃的

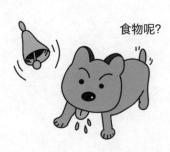

食物呢？

六
"望梅"真能"止渴"吗
——条件反射

《世说新语·假谲》记载:"魏武行役,失汲道,军皆渴,乃令曰:'前有大梅林,饶子,甘酸可以解渴。'士卒闻之,口皆出水,乘此得及前源。"

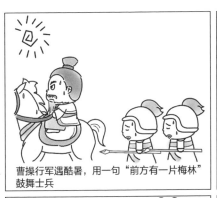

曹操行军遇酷暑,用一句"前方有一片梅林"鼓舞士兵

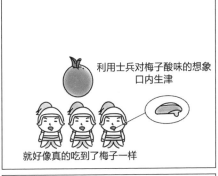

利用士兵对梅子酸味的想象口内生津

就好像真的吃到了梅子一样

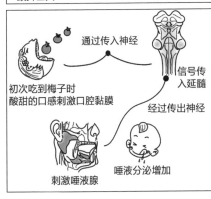

通过传入神经

初次吃到梅子时酸甜的口感刺激口腔黏膜

信号传入延髓

经过传出神经

刺激唾液腺

唾液分泌增加

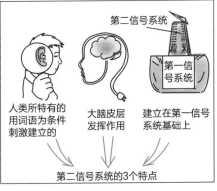

第二信号系统

第一信号系统

人类所特有的用词语为条件刺激建立的

大脑皮层发挥作用

建立在第一信号系统基础上

第二信号系统的3个特点

反射可分为**非条件反射**和**条件反射**，初次吃到梅子唾液分泌增加就是一种非条件反射。条件反射按信号系统的性质又可分为第一信号系统反射和第二信号系统反射。**第一信号系统：以具体事物为条件刺激建立的条件反射，如看到梅子的实物后唾液分泌增加；第二信号系统：以词语为条件刺激建立的条件反射，是人所特有的，并且建立在第一信号系统之上，如听到"梅子"或者阅读到"梅子"这个词的时候唾液分泌增加，这是更为高级的一种学习过程。**

七
小脑功能损害为什么会走不稳
——小脑的功能

"有时扶杖出，近日闭门居。"我们常说老年人运动能力减退，手脚灵活性不如年轻人，甚至要用拐杖，其实小脑损伤时也会引起运动障碍。

小脑对运动的调节发挥着重要作用！小脑按功能可分为前庭小脑、脊髓小脑和皮层小脑。前庭小脑参与身体姿势平衡功能的调节；脊髓小脑的主要功能是调节进行过程中的运动，协助大脑皮层对随意运动进行适时的控制；皮层小脑则与运动的策划和运动程序的编制有关。

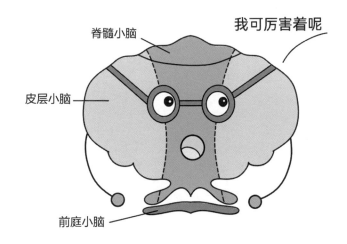

脊髓小脑

我可厉害着呢

皮层小脑

前庭小脑

小脑受损后，运动变得笨拙，患者不能完成精细动作，肌肉在动作进行过程中抖动而把握不住方向，尤其在精细动作的终末出现震颤，称为意向性震颤；行走时跨步过大而躯干落后，以致容易倾倒或走路摇晃呈醉酒步态，但在静止时则无肌肉运动异常的表现，我们把这些症状称为**小脑性共济失调**。小脑受损后常有肌张力减退和四肢乏力的表现。

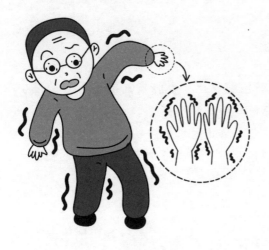

八
什么是脑电图
——脑电图

"春风得意马蹄疾，一日看尽长安花。"当人兴奋时，脑电活动十分丰富。那么我们在什么情况下需要记录脑电图，脑电图反映了什么？

用来记录脑电图的仪器称为脑电图仪，**用脑电图仪在头皮表面记录到的自发脑电活动，就称为脑电图。**自发脑电活动是在无明显刺激情况下，大脑皮层自发产生的节律性电位变化。

脑电图的基本波形有 α、β、θ 和 δ 波四种。不同的波形反映了人体不同的状态。α 波在成人清醒、安静并闭眼时出现，睁眼或接受其他刺激时立即消失而呈快波（β 波），这一现象称为 α 阻断。

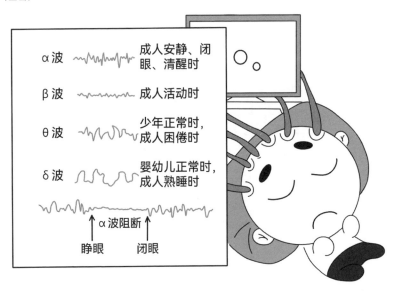

α 波 —— 成人安静、闭眼、清醒时

β 波 —— 成人活动时

θ 波 —— 少年正常时，成人困倦时

δ 波 —— 婴幼儿正常时，成人熟睡时

↑ α 波阻断 ↑
睁眼　　　闭眼

>>>>>>>>

脑电双频指数（BIS）目前已广泛应用于麻醉深度监测和意识状态的评价，BIS 就是将脑电图的功率和频率经双频分析作出的混合信息拟合成一个最佳数字，用 0 ~ 100 分度表示。100 代表清醒状态，0 代表完全无脑电活动状态（大脑皮层抑制）。

九
睡眠真的很重要吗
—— 睡眠的意义

"春眠不觉晓，处处闻啼鸟。夜来风雨声，花落知多少。"睡眠是人类生存所必需的重要过程，人的一生中大约有 1/3 的时间是在睡眠中度过的，人类需要这么多的时间去睡眠，睡眠真的这么重要吗？

答案是肯定的，睡眠能使人的精力和体力得到恢复，并能促进生长和发育、增强免疫力、有助于情绪稳定、提高学习和记忆能力。因此，充足的睡眠对促进人体身心健康、保证机体正常生理活动至关重要。一般情况下，成年人每天需要睡眠 7 ~ 9 小时，儿童需要更多睡眠时间，新生儿需要 18 ~ 20 小时，而老年人所需睡眠时间较少。

很多人习惯躺在床上刷手机，并不能直接进入睡眠状态，这就是人们常说的"无效睡眠"。实际上"无效睡眠"指的是各类睡眠障碍，包括失眠、嗜睡、睡眠倒错、梦魇症、梦行症等。

>>>>>>>>

全身麻醉状态下，意识同样会可逆性丧失，如同睡了一觉，但全身麻醉又不同于睡眠，这正是全身麻醉的神奇之处！

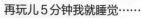

再玩儿5分钟我就睡觉……

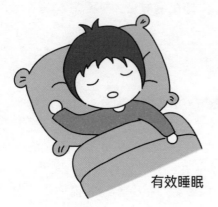

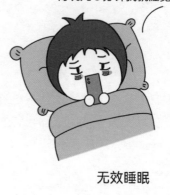

有效睡眠   无效睡眠

睡眠中的不同状态
——非快眼动睡眠和
快眼动睡眠

人们常说"安枕无忧"，其实，即使睡着了，我们的机体也时刻发生着复杂的变化。在不同的睡眠时期，机体各器官系统以及脑电的变化各有特点。

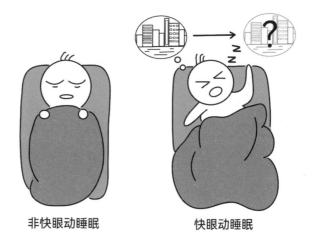

非快眼动睡眠　　　　快眼动睡眠

睡眠时会有一个很有趣的现象，就是在某个时期眼球会快速运动，因此我们把睡眠分为非快眼动睡眠和快眼动睡眠两种状态。

非快眼动睡眠的脑电图呈现高幅慢波，因而也称慢波睡眠。在此阶段，视、听、嗅和触等感觉，以及骨骼肌反射、循环、呼吸和交感神经活动等均随睡眠的加深而降低，且相当稳定。但此期腺垂体分泌生长激素明显增多，因而非快眼动睡眠有利于体力恢复和促进生长发育。

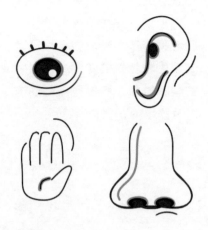

快眼动睡眠期间的脑电波和觉醒期的脑电波类似，表现为低幅快波，故又称快波睡眠。在此阶段，机体的各种感觉进一步减退，肌紧张减弱；下丘脑体温调节功能明显减退，表明其睡眠深度要比慢波睡眠更深。此外，快眼动睡眠阶段有躯体抽动、眼球快速运动及血压升高、心率加快、呼吸快而不规则等间断的阵发性表现。快眼动睡眠期间，脑内蛋白质合成加快，脑的耗氧量和血流量增多，而生长激素分泌则减少。快眼动睡眠与幼儿神经系统的成熟和建立新的突触联系密切相关，因而能促进学习、记忆以及精力的恢复。

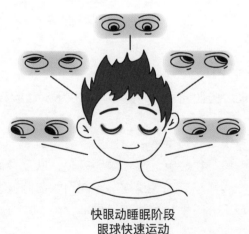

快眼动睡眠阶段
眼球快速运动

十一

为什么
唤醒后有时在做梦
——睡眠时相交替

"梦里不知身是客，一晌贪欢。"当我们在睡梦中被唤醒，如果觉得刚才是在做梦，一般这时是处于快眼动睡眠期，但在被唤醒的人中仅有 7% 能回忆起梦中的情景。

快眼动睡眠中的眼球运动和躯体抽动、心率加快、血压升高、呼吸快而不规则等阵发性表现可能与梦境有联系。

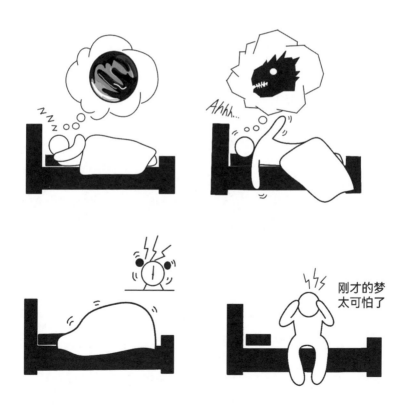

睡眠并非由"浅睡"到"深睡"的连续过程，而是非快眼动睡眠和快眼动睡眠两个不同时相周期性交替的过程。入睡后一般先进入非快眼动睡眠，持续 80 ～ 120 分钟后转入快眼动睡眠，快眼动睡眠持续 20 ～ 30 分钟后又转入非快眼动睡眠，两个时相在整个睡眠过程中有 4 ～ 5 次交替。非快动睡眠，主要出现在前半夜的睡眠中，与此相反，快眼动睡眠在睡眠后期的周期中比例逐渐增加。

"忆往昔峥嵘岁月稠。"我们过去的一些经历、家庭住址、亲人的姓名，往往很难忘记，而有些事情却转瞬即忘，这是为什么呢？

记忆指大脑将获取的信息进行编码、储存及提取的过程。根据记忆保留的时间长短，可分为短时程记忆和长时程记忆。

短时程记忆的特点是保存时间短，仅几秒到几分钟，容易受干扰，不稳定，记忆容量有限。短时程记忆可有多种表现形式，如对影像的视觉瞬间记忆称为影像记忆，对执行某些认知行为过程中的一种暂时的信息储存称为工作记忆或操作记忆，它需要对时间上分离的信息加以整合（如在房间内搜寻遗失物品时的短暂记忆）。

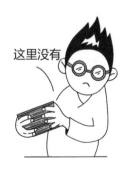

这里没有

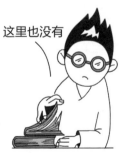

这里也没有

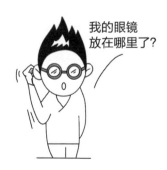

我的眼镜放在哪里了？

长时程记忆的特点是保留时间长，可持续几小时、几天或几年。有些记忆甚至可保持终身，称为永久记忆。长时程记忆的形成是在海马和其他脑区内对信息进行分级加工处理的动态过程。短时程记忆可向长时程记忆转换，促进转换的因素是反复运用和强化。人类的长时程记忆是一个庞大而持久的储存系统，其容量几乎没有限度。

>>>>>>>>

任何全身麻醉必须做到使患者意识消失，感觉不到疼痛，记忆丧失，避免发生术中知晓（即全身麻醉下的患者在术中有意识并且在术后可以回忆术中手术相关事件场景的状态）。

十三

揭开肌肉记忆的神秘面纱
——陈述性记忆和非陈述性记忆

"日出江花红胜火，春来江水绿如蓝。能不忆江南？"这其实是陈述性记忆中的情景式记忆。而我们生活中的很多操作，在经过训练后不需要思考就能熟练完成，比如游泳、开车，这便是非陈述性记忆，俗称肌肉记忆。

根据记忆储存和提取方式，可将记忆分为陈述性记忆和非陈述性记忆。

陈述性记忆指与特定的时间、地点和任务有关的事实或事件的记忆。陈述性记忆与意识有关，可以用语言表述出来，或作为影像形式保存在记忆中。日常所说的记忆，通常是指陈述性记忆。陈述性记忆又可分为情景式记忆和语义式记忆，前者是对一件具体事物或一个场面的记忆，后者则是对文字和语言等的记忆。

非陈述性记忆指对一系列规律性操作程序的记忆，是一种下意识的感知及反射，又称为反射性记忆，与意识无关，是在重复多次的练习中逐渐形成，并且一旦形成则不容易遗忘，例如我们对学习游泳、开车、演奏乐器等技巧性动作的记忆均属于非陈述性记忆，就是常说的肌肉记忆。

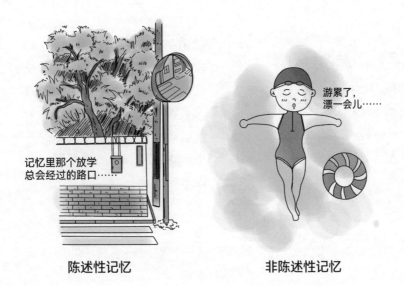

记忆里那个放学
总会经过的路口……

游累了，
漂一会儿……

陈述性记忆　　　　　　　　　　非陈述性记忆

陈述性记忆和非陈述性记忆可同时参与学习记忆的过程，并且两种记忆可相互转化，例如在学习驾车技能的过程中，开始需要有意识的记忆，经过反复的练习，最后成为一种技巧性动作被掌握，即记忆由陈述性记忆转化为非陈述性记忆。

"金樽清酒斗十千，玉盘珍羞直万钱。"酒醉醒来，发生的事情都忘记了！记住的事情会忘记，这是正常的生理现象，大脑每天通过感官系统接受大量的外界信息，但只有少量信息能被保留在记忆中，大部分信息都被遗忘了。

但是，由于脑疾患引起的记忆障碍，则不属于正常生理现象，我们称之**遗忘症**，可分为顺行性遗忘症和逆行性遗忘症。**顺行性遗忘症**指患者不能再形成新的记忆，而已形成的记忆则不受影响，多见于慢性酒精中毒患者。所以，醉酒者在事后不能回忆起醉酒后一段时间的事。

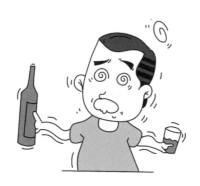
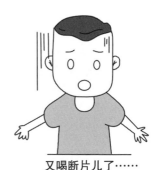

又喝断片儿了……

人的记忆过程可以分为四个阶段。**第一阶段**，感觉系统获取外界信息在脑内短暂存储，这一过程称为感觉性记忆。**第二阶段**，如果大脑将上述记忆进行加工整合，感觉记忆就进入第一级记忆阶段。第一级记忆中大部分信息会迅速消退，只有小部分信息经过反复运用，转入第二级记忆。**第三阶段**，在第二级记忆中，储存的信息可因其他信息干扰而造成遗忘，而有些记忆经过长年累月的运用则不易遗忘。**第四阶段**，这一类记忆储存在第三级记忆中，成为永久记忆。

老年人出现的记忆功能减退，主要表现为新近记忆和短时记忆障碍，对学习新事物感到困难，但对早年经历的记忆却保存完好。其发生机制与信息不能从第一级记忆转入第二级记忆有关。

逆行性遗忘症是指患者不能回忆发生记忆障碍之前一段时间的经历，但仍可形成新的记忆，如脑震荡引起的遗忘。其发生机制可能是由于第二级记忆发生紊乱，而第三级记忆却不受影响。

> > > > > > > >

麻醉诱导时常使用的咪达唑仑就具有顺行性遗忘的作用，它有助于患者忘记麻醉插管、手术操作等不良的陈述性记忆。

十五

为什么全身麻醉
手术后不知道
术中发生的事情

—— 全身麻醉的遗忘效应

经历过全身麻醉的人，醒来后并不记得自己的手术过程，感觉睡了一觉，醒来手术已经结束了，这就实现了麻醉的目的之一——意识可逆性消失和遗忘。

全身麻醉过程中，全身麻醉药可通过干扰记忆和回忆过程而产生遗忘效应，其机制非常复杂，目前了解得并不多，涉及从信息输入到信息回忆的多个环节：①提高感知阈值，减弱输入信息强度；②干扰神经传导，减少到达皮质中枢的信息量；③干扰信息固化，使短期记忆不能转化为长期记忆；④干扰回忆机制，而使现有的信息不能输出。因此，全身麻醉对记忆的影响主要是导致暂时的顺行性遗忘，干扰顺时或短时记忆、陈述性记忆。

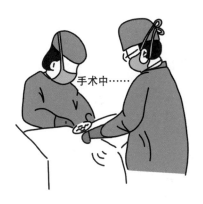

手术中……

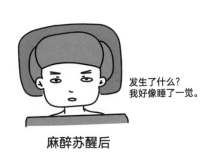

发生了什么？
我好像睡了一觉。

麻醉苏醒后

十六
"右利手"
是先天的吗
——优势半球

"笔落惊风雨，诗成泣鬼神。"这是形容一个人文思敏锐，是语言优势的体现。生活中大多数人都是右手操作为主，如右手拿餐具、右手打球等，这是先天就形成的，还是后天训练的结果呢？

这种现象我们称为**优势半球现象**，人的大脑是由左、右两侧半球构成的，大脑皮质两半球的高级功能具有明确的分工、高度的可塑性，且相互制约与补偿，大脑两半球的功能到成年已高度分化，形成一侧优势。一侧优势现象虽然与遗传有关，但主要是在后天生活中逐步形成的。

语言中枢所在的大脑半球称为优势半球，右利手者的语言中枢位于**左半球**，而右半球在非词性的认知功能方面起着主导作用，如空间辨认、深度知觉、触压觉认识、图像视觉认识、音乐欣赏等。

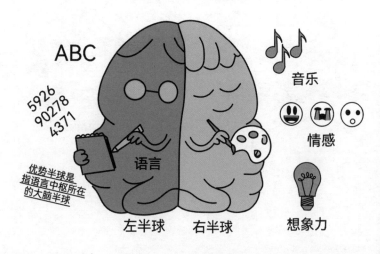

ABC

5926
90278
4371

优势半球是指语言中枢所在的大脑半球

语言

左半球　右半球

音乐

情感

想象力

十七
我们的"生命中枢"在哪里
——脑干

"青青园中葵,朝露待日晞。阳春布德泽,万物生光辉。"我们的心血管系统、呼吸系统等重要生理功能都是由脑干调节的,所以脑干有"生命中枢"之称。

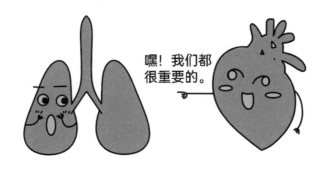

嘿!我们都很重要的。

脑干位于大脑下方,是中枢神经系统的较小部分,呈不规则的柱状形。脑干自下而上由延髓、脑桥、中脑三部分组成,其功能主要是维持个体生命,包括心跳、呼吸、消化、体温、睡眠等重要生理功能。

延髓居于脑的最下部,与脊髓相连,其主要功能为控制呼吸、心跳、消化等,支配呼吸、排泄、吞咽、肠胃运动等。

脑桥位于中脑与延髓之间。脑桥通过与小脑联系,发挥协调运动功能,对睡眠亦有调制作用。

中脑位于脑桥之上、脑的中部,是视觉与听觉的反射中枢。

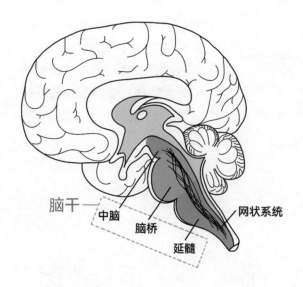

脑干——

中脑

脑桥

延髓

网状系统

脑干网状系统居于脑干的中央，由许多神经细胞和神经纤维交织成网状的结构，有上行和下行投射系统，执行复杂的神经调节功能。觉醒状态的维持与脑干网状结构上行激动系统的作用有关。

> > > > > > > >

全身麻醉药通过抑制脑干网状结构上行激动系统的兴奋性，可使患者由清醒状态转为麻醉状态。

第十一章

有的放矢
—— 内分泌

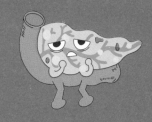

一
睡眠真的有助于青少年长高吗
——生长激素的分泌

"绿酒初尝人易醉，一枕小窗浓睡。"良好的睡眠习惯真的有助于青少年长高吗？

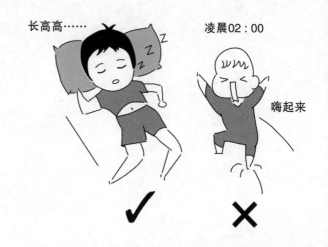

生长激素是一种脑垂体前叶分泌的生理活性物质，对几乎所有组织和器官的生长都具有促进作用，可促进骨、软骨、肌肉等组织细胞的增殖，增加细胞中蛋白质的合成，调节新陈代谢，促进生长发育和组织修复。

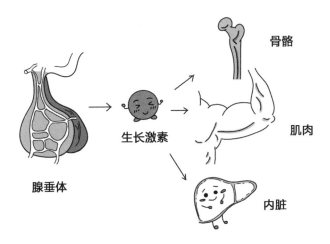

骨骼

肌肉

生长激素

内脏

腺垂体

生长激素的分泌在青少年期最高，随年龄的增长而逐渐减少，入睡后（尤其是在非快眼动睡眠时期）生长激素分泌明显增加。同时由于青少年睡眠时其他激素的分泌（如催乳素、性激素、黄体生成素等）也增加，均可促进生长发育。**因此，青少年保证充足的睡眠有助于骨骼发育。**

二

是什么让
亚当·雷纳尔生于
侏儒，死于巨人
——生长激素的功能

"小人，在大秦之南。躯才三尺，其耕稼之时，惧鹤所食。"古书记载的这种身材异于常人的矮小可能是"侏儒症"。

1899年出生的亚当·雷纳尔患有侏儒症。虽然他出生时毫无异常，但身体的生长速度却始终落后于同龄人。到18岁时，亚当的身高仍然只有1.22米，但奇怪的是他的手和脚都特别大，和他瘦弱矮小的身材并不成比例。在没有任何治疗的情况下，亚当从21岁开始身高迅速拔高，此后的10年，他从1.22米长到了2.16米，最终研究发现，亚当竟然是在患上侏儒症的同时，又患上了巨人症。

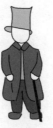

巨人症　　　　侏儒症

亚当的侏儒症是先天的，是由于生长激素分泌不足而导致的。在长骨骨骺线闭合前，生长激素直接刺激软骨细胞生成，同时加宽骺板，促进骨基质沉积，促进骨的纵向生长。因此，幼年期生长激素分泌不足，患儿就会生长停滞，身材矮小，被称为侏儒症。

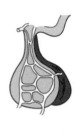 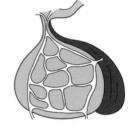 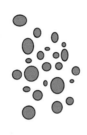

正常腺垂体　　　　　生长激素型垂体瘤　　　过量的生长激素

亚当的巨人症是后天形成的，在他 18 岁那年，他的脑垂体附近长出了一个嗜酸性腺瘤，肿瘤压迫了脑垂体，导致原本缺乏生长激素的脑垂体开始分泌过量的激素。成年后骨骺已经闭合，长骨不再生长，但结缔组织中的透明质酸和硫酸软骨素则会使面部和内脏器官肥大，肢端的短骨、颅骨及软组织异常生长，表现为手足粗大、鼻大唇厚、指趾末端如杵状、下颌突出及内脏器官增大等现象，称为肢端肥大症。

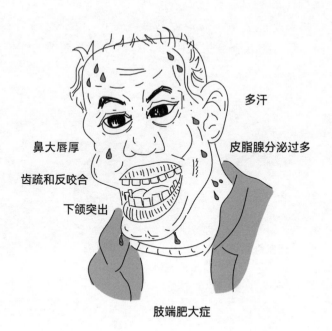

多汗

皮脂腺分泌过多

鼻大唇厚

齿疏和反咬合

下颌突出

肢端肥大症

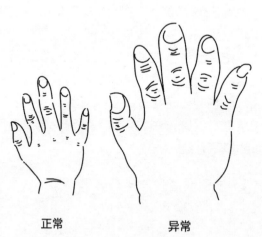

正常　　　　　异常

三
什么是"粗脖子病"
——单纯性甲状腺肿

"南岐在秦蜀山谷中，其水甘而不良，凡饮之者辄病瘿……"病瘿实际上就是我们常说的"粗脖子病"。那么"粗脖子病"到底是什么原因造成的？

粗脖子病实际上指的是单纯性甲状腺肿，通常是由缺碘、甲状腺激素合成过程中相关酶的缺陷等原因所致的代偿性甲状腺肿大，不伴有明显的甲状腺功能亢进或减退，故又称非毒性甲状腺肿。

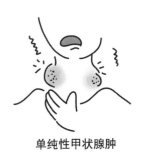

单纯性甲状腺肿

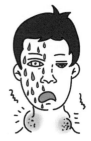

上睑下垂
同侧面部少汗

霍纳综合征
（Horner syndrome）

单纯性甲状腺肿临床表现为甲状腺肿大或颈部肿块以及压迫症状。病程早期为弥漫性甲状腺肿大，肿大甲状腺表面光滑，质软，随吞咽上下活动，随着病程的发展，逐渐出现甲状腺结节性肿大，一般为不对称性、多结节性，表现为颈部肿块。压迫症状通常在病程的晚期出现，气管受压较重可引起喘鸣、呼吸困难、咳嗽；巨大甲状腺肿可压迫颈静脉、锁骨下静脉甚至上腔静脉，引起面部水肿，颈部和上胸部浅静脉扩张；胸骨后甲状腺肿可压迫颈交感神经链，引起霍纳综合征（病侧眼球轻微下陷、瞳孔缩小、上睑下垂、同侧面部少汗）。

四

甲状腺功能亢进
患者为何脾气不好
——甲状腺激素

"元城老臣怒生瘿，取杯掷地玻璃声。"对情绪激动、喜欢争执的人，我们常开玩笑说是不是有甲状腺功能亢进（简称甲亢），因为易怒是甲亢的典型症状。

甲亢是由于甲状腺合成释放过多的甲状腺激素，造成机体代谢亢进和交感神经兴奋而导致心悸、出汗，进食、便次增多和体重减轻的病症。多数患者伴有甲状腺肿大、突眼、眼睑水肿、视力减退等症状。

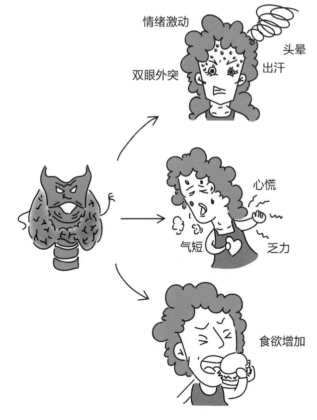

甲状腺激素会兴奋神经系统，甲亢患者常有烦躁不安、情绪激动、注意力分散等症状。甲状腺激素还易使心率增快，使患者出现心动过速、心律失常甚至心力衰竭。甲状腺激素可以促进消化系统功能，甲亢患者表现为食欲增强、胃肠运动加速，甚至出现吸收不良性腹泻。

>>>>>>>>

甲亢患者围手术期最大的危险是发生甲状腺危象，即术中突发高热、心动过速、血压升高，严重者可以出现室性期前收缩、心房颤动等心律失常，因此，必须做好术前准备，控制甲状腺功能接近正常水平。

五
褪黑素
能改善睡眠吗
—— 褪黑素

"转朱阁，低绮户，照无眠。"很多人会经常遭受失眠的困扰，有什么办法改善睡眠吗？

褪黑素是由脑松果体分泌的激素，可改善睡眠质量，缩短睡前觉醒时间和入睡时间。视交叉上核是控制褪黑素分泌昼夜节律的神经中枢，可接受并整合外界环境的光信息，使生物的内在节律与外环境同步。

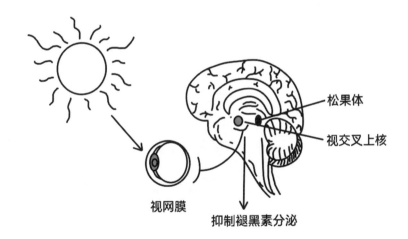

视网膜

松果体

视交叉上核

抑制褪黑素分泌

褪黑素的分泌呈现典型的昼夜节律，夜幕降临光刺激减弱后，松果体合成褪黑素的酶类活性增强，体内褪黑素的分泌水平也相应增高，凌晨 2 点达到高峰。

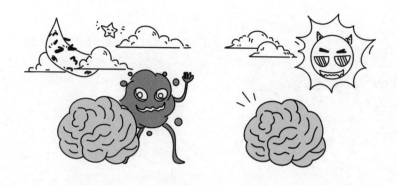

因此，服用适量的褪黑素，可调整和恢复昼夜节律，加深睡眠，提高睡眠质量，一定程度上可改善整个身体的功能状态，提高生活质量，但不能长期或大量使用。青少年、孕妇及哺乳期妇女、自身免疫性疾病患者及抑郁型精神病患者不宜服用，驾车、机械作业以及从事危险作业者要谨慎服用。

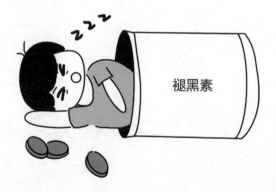

六

为什么骨质疏松越来越年轻化

——骨质疏松症

"阳春布德泽，万物生光辉。"我们的皮肤接受日照后可以促进钙的生成和吸收。近年来，骨质疏松有着年轻化的趋势，我国 40 岁以下患者已占到骨质疏松症患者总数的 19.74%，是什么原因呢？

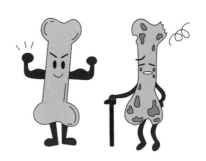

骨质疏松症是由于多种原因导致的骨密度和骨质量下降，骨微结构破坏，造成骨脆性增加，从而容易发生骨折的全身性骨病。

原发性骨质疏松症分为绝经后骨质疏松症（妇女绝经后 5 ~ 10 年内）、老年性骨质疏松症（老年人 70 岁后）和特发性骨质疏松症（发生在青少年，病因尚不明）。而继发性骨质疏松症可由多种疾病引起，如内分泌疾病（糖尿病、甲状旁腺功能亢进症）、慢性肾脏病、类风湿关节炎、吸收不良综合征等。

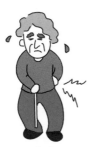

疼痛

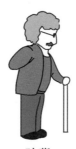

驼背

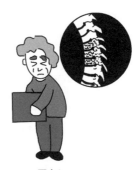

骨折

营养摄入不足或流失，特别是钙的摄入不足和流失是骨质疏松症年轻化的主要原因之一。过度减肥和不科学的减肥方式，青少年挑食，年轻男性为了强化肌肉而过度摄入大鱼大肉，久坐缺乏运动与日照，没有获得充足的维生素 D 等，都会导致骨骼钙吸收不足，从而罹患骨质疏松症。

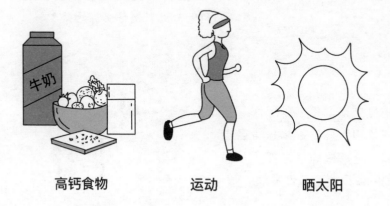

高钙食物　　　　　运动　　　　　晒太阳

七

人体如何调节
钙的代谢
——钙的代谢

"老喜身犹健，闲知兴更添。"中老年人钙流失较多，应及时补充。机体如何保持体内钙的水平呢？

人体内钙调节激素有三种：甲状旁腺分泌的甲状旁腺激素，甲状腺 C 细胞分泌的降钙素以及由皮肤、肝和肾等器官联合作用生成的 1,25- 二羟维生素 D_3。

>>>>>>>>

甲状旁腺激素可升高血钙：一方面通过促进肾远曲小管和集合管对钙的重吸收，减少尿钙排泄，升高血钙；另一方面既可以促进骨形成，又可以促进骨吸收，加速骨基质溶解，同时将骨钙释放到细胞外液中，使血钙浓度升高。

>>>>>>>>

降钙素可降低血钙：一方面能减少肾小管对钙离子的重吸收，使尿中钙的排出增多而降低血钙；另外一方面，降钙素能抑制破骨细胞活性，减弱骨吸收和溶骨过程，同时促进成骨细胞活性，钙沉积增加，

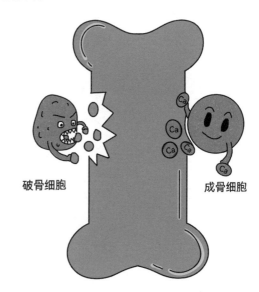

破骨细胞　　　　　成骨细胞

减少骨钙释放，因而血钙水平降低。**围手术期造成低钙血症最常见的原因就是过度通气导致 pH 值升高和快速大量输入含枸橼酸的库存血。**

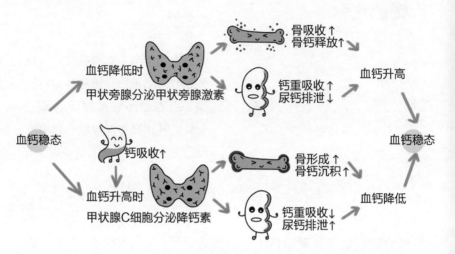

1,25- 二羟维生素 D₃可升高血钙：维生素 D₃经过两次羟化后生成的 1,25- 二羟维生素 D₃，可以促进小肠黏膜上皮细胞对钙的吸收，增加破骨细胞数量，增强骨基质溶解，使骨钙释放入血，血钙升高。

第十一章 有的放矢
——内分泌

八
血糖是什么
—— 血糖

《黄帝内经素问 · 奇病论》曰："**此人必数食甘美而多肥也，肥者令人内热，甘者令人中满，故其气上溢，转为消渴。**"其中"消渴"便是糖尿病患者的主要症状，表现为"三多一少"，即多饮、多食、多尿、体重减轻。糖尿病由血糖增高所致，那什么是血糖呢？

糖是人体重要的能源、碳源物质，同时也是体内组织结构及一些重要活性物质的组成成分。**血糖是指血液中的葡萄糖**，正常情况下，血糖浓度在一定范围内波动，进食后，由于大量葡萄糖吸收入血，血糖可一过性升高，但一般 2 小时后又可恢复至正常范围。在轻度饥饿的初期，血糖可稍低于正常下限，短期内即使不进食食物，血糖也可恢复并维持在正常水平。

正常人的空腹血糖浓度为 3.89 ~ 6.11 毫摩尔 / 升。高血糖症是指空腹血糖高于正常上限 7.0 毫摩尔 / 升，低血糖症是指血糖浓度低于 2.8 毫摩尔 / 升。

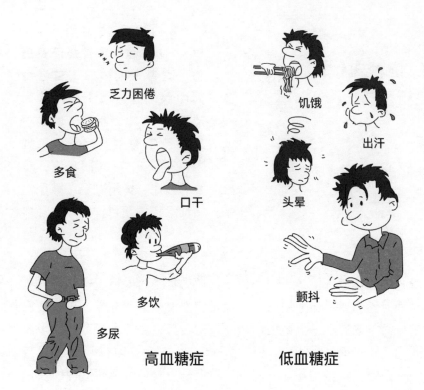

乏力困倦

多食

口干

饥饿

出汗

头晕

多尿

多饮

颤抖

高血糖症

低血糖症

九
血糖是如何调节的
——血糖的调节

"采得百花成蜜后，为谁辛苦为谁甜？"甜品会给人带来愉悦，却不宜过量进食，这是因为维持人体血糖在正常范围非常重要，过高或过低都会给机体带来危害。正是由于机体有严密的血糖调节机制才能保持血糖稳定。

血糖浓度的相对恒定依赖于血糖来源与代谢去路的平衡。**血糖的来源**：①主要来源是食物中的糖类物质经消化吸收入血；②空腹时血糖的直接来源是肝储存的糖原分解成葡萄糖入血；③在禁食情况下，非糖物质通过糖异生转变为葡萄糖。

>>>>>>>>

血糖的去路：①主要去路是葡萄糖在各组织细胞中氧化分解供能；②餐后肝、肌肉等组织将葡萄糖合成糖原进行储存；③转变为非糖物质，如脂肪等；④转变成其他糖及糖衍生物，如核糖等；⑤当血糖浓度高于 8.9 毫摩尔 / 升时，则超过了肾小管重吸收能力，最终随尿排出，形成糖尿。

血糖浓度的相对恒定还依赖于激素的调节。调节血糖浓度的激素可分为两大类：一类是降低血糖的激素，即胰岛素；另一类是升高血糖的激素，包括胰高血糖素、糖皮质激素、肾上腺素、生长激素等。两类不同的激素相互协调、相互制约，共同调节血糖的来源与去路。

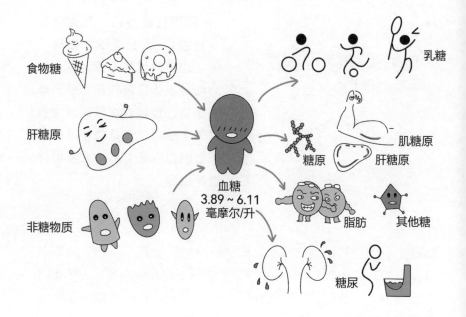

食物糖

肝糖原

非糖物质

血糖
3.89 ~ 6.11
毫摩尔/升

乳糖

糖原

肌糖原
肝糖原

脂肪

其他糖

糖尿

>>>>>>>>

临床上有多种原因或疾病可引起糖代谢紊乱，表现为高血糖症或低血糖症，如皮质醇增多症、嗜铬细胞瘤、甲状腺功能亢进、创伤、手术等应激状态下可以出现血糖增高，胰岛素瘤可引起高胰岛素血症，导致血糖降低。

胰腺的内分泌部在哪里
——胰岛

糖尿病患者除了给予降低血糖的药物进行治疗外，严重情况下需要注射胰岛素，这是因为当血糖浓度升高时，胰岛素是体内唯一降低血糖的激素。胰岛素是由机体什么部位分泌的呢？

胰岛素是由胰腺内的胰岛 β 细胞分泌的。胰腺除了分泌参与消化功能的酶以外，它还具有内分泌功能。胰岛为胰腺的内分泌部，是呈小岛状散在分布于外分泌腺泡之间的内分泌细胞团，细胞间有丰富的毛细血管，有利于胰岛细胞分泌的激素进入血液循环。成年人胰腺约有 100 万个胰岛，胰岛分泌细胞按形态学特征及分泌的激素至少有 5 种：A 细胞分泌胰高血糖素，约占胰岛细胞总数 25%；B 细胞分泌胰岛素，占胰岛细胞总数 60% ~ 70%；D 细胞分泌生长抑素，约占胰岛细胞总数 10%；分泌血管活性肠肽的 D 细胞和分泌胰多肽的 PP 细胞数量则很少。

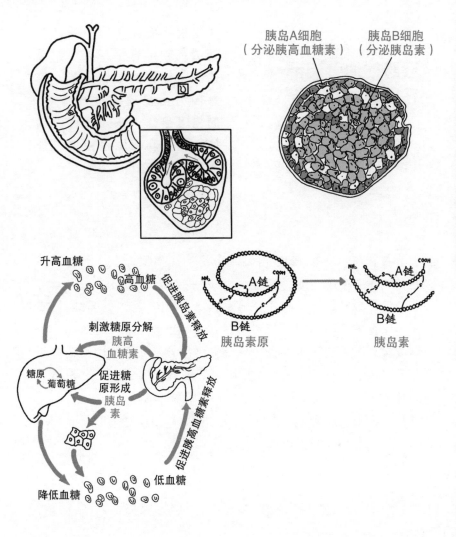

胰岛A细胞
（分泌胰高血糖素）

胰岛B细胞
（分泌胰岛素）

升高血糖

高血糖

促进胰岛素释放

刺激糖原分解

胰高血糖素

糖原　葡萄糖

促进糖原形成

胰岛素

促进胰高血糖素释放

降低血糖

低血糖

A链

B链
胰岛素原

A链

B链
胰岛素

>>>>>>>>>

糖尿病可增加围手术期并发症，因此，麻醉医生会根据患者的血糖情况和日常的血糖控制方案，个体化调节围手术期血糖水平。

十一

胰岛素是怎样降低血糖的
——胰岛素

11 月 14 日，是世界糖尿病日，因为这一天是胰岛素的发现者——弗雷德里克·格兰特·班廷（Frederick Grant Banting）的生日。1965 年 9 月 17 日，我国科学家成功人工合成了具有全部生物活力的结晶牛胰岛素，这是第一个在实验室中用人工方法合成的蛋白质。胰岛素的发现与合成，是人类在糖尿病治疗领域取得的突破性进展，为糖尿病患者带来了福音，胰岛素是怎样降低血糖的呢？

胰岛素的降糖作用主要是通过减少血糖的来源（抑制肝糖原分解和糖异生作用）以及增加血糖的去路（促进糖原合成、外周组织氧化利用和转化为非糖物质等）实现的。

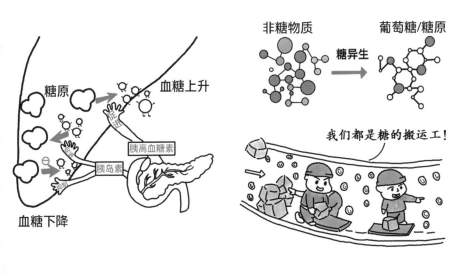

胰岛素可以促进脂肪的合成与储存，抑制脂肪的分解与利用，以及促进蛋白质的合成，抑制蛋白质的分解。

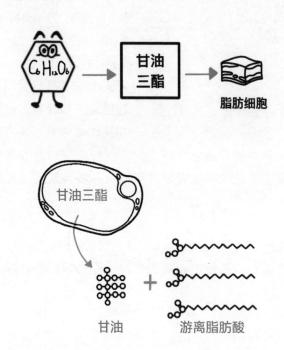